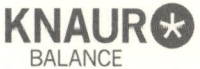

GLENN LIVINGSTON

SCHLUSS MIT HEISS HUNGER!

45 Auslöser und wie Sie garantiert widerstehen

Aus dem amerikanischen Englisch
von Brigitte Rüßmann und Wolfgang Beuchelt

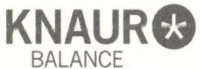

KNAUR
BALANCE

Dieses Buch dient der Information. Es bietet keinerlei
medizinische, psychologische und/oder Ernährungsratschläge.
Sie sind für Ihre Ernährung und Ihre geistigen und körperlichen Bedürfnisse
selbst verantwortlich. Wenn Sie bei diesen Aufgaben Hilfe benötigen,
wenden Sie sich bitte an einen Arzt, Ernährungsberater, Psychologen
und/oder anderen Spezialisten. Vor allem, wenn bei Ihnen jemals eine Essstörung
diagnostiziert wurde, sollten Sie ohne Rücksprache mit Ihrem Psychiater, Psycho-
therapeuten oder Ernährungsberater keinen eigenen Ernährungsplan aufstellen.

Besuchen Sie uns im Internet:
www.knaur-balance.de

Aus Verantwortung für die Umwelt hat sich die Verlagsgruppe
Droemer Knaur zu einer nachhaltigen Buchproduktion verpflichtet.
Der bewusste Umgang mit unseren Ressourcen, der Schutz unseres Klimas
und der Natur gehören zu unseren obersten Unternehmenszielen.
Gemeinsam mit unseren Partnern und Lieferanten setzen wir uns
für eine klimaneutrale Buchproduktion ein, die den Erwerb
von Klimazertifikaten zur Kompensation des CO_2-Ausstoßes einschließt.
Weitere Informationen finden Sie unter: www.klimaneutralerverlag.de

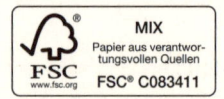

MIX
Papier aus verantwor-
tungsvollen Quellen
FSC® C083411

Deutsche Erstausgabe September 2021
Copyright © Psy Tech Inc. and Never Ever Again, Inc. All Rights Reserved.
This edition arranged with Kaplan/DeFiore Rights
through Paul & Peter Fritz AG
© 2021 Knaur Verlag
Ein Imprint der Verlagsgruppe
Droemer Knaur GmbH & Co. KG, München
Alle Rechte vorbehalten. Das Werk darf – auch teilweise – nur mit
Genehmigung des Verlags wiedergegeben werden.
Covergestaltung: Lisa Höfner | buxdesign
Coverabbildung: Lisa Höfner | buxdesign
Abbildung im Innenteil: Lisa Höfner | buxdesign
Satz: Adobe InDesign im Verlag
Druck und Bindung: CPI books GmbH, Leck
ISBN 978-3-426-67594-6

2 4 5 3 1

Inhalt

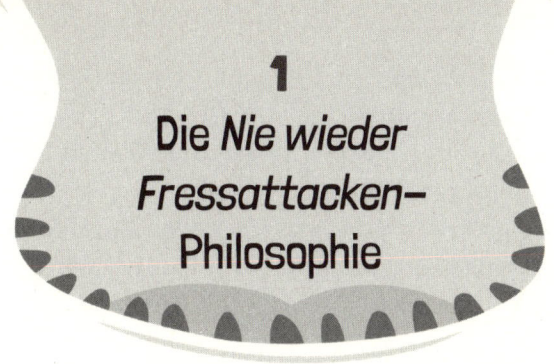

1
Die *Nie wieder Fressattacken*-Philosophie

»Sich gut an eine grundsätzlich kranke Gesellschaft anzupassen ist kein Maßstab für Gesundheit.«
Jiddu Krishnamurthi

Offensichtlich haben wir uns in unserer Kultur stillschweigend darauf geeinigt, uns mit Essen umzubringen.

Wir machen Witze über das Problem, ignorieren es und schauen weg. Sobald sich jemand vor allem öffentlich dieser Völlerei versagt, fühlen wir uns zurückgesetzt, mangelhaft und zurückgewiesen. Dabei verschwenden wir meist nicht einen Gedanken darauf, wessen wir uns wirklich selber berauben, indem wir weitervöllern: Gesundheit, Wohlbefinden, Energie, Klarheit des Denkens und Langlebigkeit.

Wir sind an einem Punkt angelangt, an dem praktisch niemand in unserer Kultur noch ein normales Verhältnis zum Essen hat, es sei denn, er oder sie strengt sich mächtig an. Unser Verständnis von »normal« ist von Lebensmittelindustrie, Werbeagenturen und der Gesundheitsindustrie pervertiert worden. Zum ersten Mal in Millionen von Jahren der Evolution ist es »normal«, dass

- es zwei McDonald's-Filialen nur wenige Meter voneinander entfernt an derselben Straße gibt;
- Stärke, Zucker, Öl, Salz usw. praktisch überall billig und problemlos zur Verfügung stehen;
- wir wegsehen, wenn sich Freunde, Angehörige und Kollegen langsam umbringen, indem sie sich mit Müll mästen.

Es ist ebenfalls »normal«, dass

- 39,7 Prozent der amerikanischen Männer und 37,6 Prozent der Frauen an Krebs erkranken [In Deutschland erkranken jährlich insgesamt etwa 492 000 Menschen an Krebs.[1] Anm. d. Red.];
- 26,5 Prozent der Amerikaner herzkrank sind [Im Jahr 2016 gingen 37,2 Prozent aller Todesfälle in Deutschland auf Herzerkrankungen zurück.[2] Anm. d. Red.];
- über 100 Mio. Menschen allein in den USA an Diabetes oder Prädiabetes leiden [In Deutschland leiden circa 7,2 Prozent der Erwachsenen im Alter von 18 bis 79 Jahren an Diabetes mellitus. Circa 90 bis 95 Prozent davon sind an Typ-2-Diabetes erkrankt.[3] Anm. d. Red.].

Ist das die Normalität, die Sie sich wünschen? Ist das das Leben, das Sie sich wünschen?

All diese Fakten mögen die Regel sein, aber Sie können mir nicht erzählen, dass sie normal sind.

Fassen Sie hier und jetzt den Entschluss, nicht mehr »normal« sein zu wollen und sich nicht mehr mit den Durchschnittsmenschen zu vergleichen. Sie wollen viel lieber großartig sein, denn »normal« ist entsetzlich. Sie können das besser!

Manche Menschen werfen mir Größenwahn vor, wenn ich das fordere, aber ich stehe zu meinen Überzeugungen, weil ich durch mein Streben nach persönlicher Größe anerkenne, dass ich Dinge tun muss, vor denen andere zurückscheuen. Ich muss eine kurze Zeit lang daran arbeiten, mein konstruktives vom destruktiven Denken zu trennen und mein Reptiliengehirn sicher einzusperren, um mir vorzustellen, was vor 10 000 Jahren normal war, bevor die Profiteure der Industrie uns in den Würgegriff genommen haben. (Ist Ihnen jemals aufgefallen, dass jedes Mal, wenn Sie in einem Beutel, einer Schachtel oder anderen Verpackung nach Liebe gesucht haben, ein Pfeffersack lachend mit Ihrem Geld zur Bank gelaufen ist?)

Ich verabschiede mich offiziell von dieser Normalität, und das sollten Sie auch tun!

Mein erstes Buch *Nie wieder Fressattacken* ist eine umstrittene, aber sehr populäre Anleitung, wie Sie der Völlerei entsagen und die volle Kontrolle über Ihre Ernährung erlangenkönnen. Zurzeit hat es mehr als 2000 Rezensionen auf Amazon (USA) und steht seit drei Jahren bei den Abnehm-Ratgebern nahe oder sogar auf Platz 1. Auf www.NeverBingeAgain.com erhalten Sie das Buch als kostenloses E-Book im Kindle-, Nook- oder PDF-Format [nur in englischer Sprache erhältlich; Anm. d. Red.].

Nie wieder Fressattacken verspricht Ihnen eine neue Art der Kontrolle über Ihr Essverhalten. Hier geht es nicht wie bei einer Diät darum, sich zu zwingen und einzuschränken, sondern um dauerhafte Kontrolle. Sie bestimmen, was Sie essen! Ich gebe Ihnen dieses Versprechen nicht leichtfertig.

In meinem ersten Buch rate ich Ihnen, (1) eindeutige, unmissverständliche Grenzen zwischen gesundem und ungesundem Essen und Verhalten zu ziehen, (2) Ihr konstruktives von Ihrem destruktiven Denken über Essen strikt zu trennen und *konstruktive* Gedanken als Weg zu einem gesunden Verhalten zu definieren. *Destruktives* Denken sind all die Gedanken, die Sie die Grenze überschreiten lassen, deshalb sollen Sie (3) so handeln, als ob alle destruktiven Gedanken von einem imaginären Wesen stammen, das wir den »Vielfraß« genannt haben. Sie sind (4) die Summe all Ihrer konstruktiven Gedanken und grenzen sich bewusst vom Vielfraß ab. Wenn Sie jetzt ein Verlangen nach etwas verspüren, das jenseits der Grenze liegt, sagen Sie sich: »Das ist Schweinefraß, und ich esse keinen Schweinefraß. Ich will nicht, was mein Vielfraß will! Ich lasse mir von ihm keine Vorschriften machen!«

Dabei müssen Sie es nicht »Vielfraß« nennen, wenn Sie der Name stört. Monster, Fressdämon usw. funktionieren genauso gut, solange Sie es als etwas begreifen, das Sie kontrollieren können, und nicht als Kuscheltier oder »inneres verletztes Kind«, das gehätschelt werden muss. Sie müssen aktiv die Kontrolle übernehmen.

Nie wieder Fressattacken stellt auch diverse kulturelle Mythen infrage, die uns in der modernen Welt daran hindern, eine Ernährungsweise durchzuhalten und gesund und fit zu leben.

Die Kombination aus diesem ungewöhnlichen Gedankenspiel und der Entkräftung von Ernährungsmythen hat bereits Abertausenden von Menschen eine Kontrolle über sich selbst gegeben, die sie nie zuvor besaßen. In vielen Fällen haben sie ihr Leben zurückgewonnen!

Ich wollte dieses Buch eigentlich nie schreiben. Es war ursprünglich schlicht ein persönliches Tagebuch über eine verrückte Technik, mit der ich nach Jahrzehnten, in denen ich mich langsam zu Tode gefressen habe, meinen eigenen Vielfraß besiegen konnte, meine Besessenheit von Essen loswurde und 30 bis 40 Kilo abnahm. Ich habe heute wesentlich mehr Energie, einen radikal gesenkten Blutfettspiegel und zeige keine Symptome mehr von Schuppenflechte, Rosazea, Ekzemen und diversen anderen kleineren Beschwerden (das muss nicht für Sie gelten, aber bei mir war das so).

Aus diesem Tagebuch wurde im Jahr 2015 schließlich *Nie wieder Fressattacken*, als der CEO eines Verlagshauses, in dem ich Juniorpartner war, mich fragte, ob ich ein Buch schreiben wollte. Es sollte vor allem dazu dienen, renommiertere Autoren anzuziehen. Also verwandelte ich acht Jahre an Tagebucheinträgen über meine Auseinandersetzungen mit meinem inneren Vielfraß in ein Buch.

Mein Verleger verschlang das Buch förmlich und nahm in der Folge nahezu 40 Kilo ab! Es wurde mit über 600 000 verkauften Exemplaren ein Riesenerfolg.

Hier eine kleine Zusammenfassung. Diese Punkte sind wichtig, um zu verstehen, dass sich die Philosophie hinter *Nie wieder Fressattacken* radikal von den akzeptierten Normen unterscheidet. Nur mit diesem Hintergrundwissen können Sie dieses Buch gewinnbringend nutzen (wenn Sie *Nie wieder Fressattacken* bereits gelesen haben, können Sie die Zusammenfassung natürlich überspringen).

Mythos Nr. 1: Man kann sich selber schlank lieben (Falsch!)

Dem weitverbreiteten Mythos zufolge ist das Problem beim übermäßigen Essen nicht, was Sie essen, sondern was Sie umtreibt. Sie müssen also nur lernen, sich selbst zu lieben und die Leere in Ihrem Herzen zu füllen, um weniger zu essen. Leider ignoriert diese Denkweise zwei entscheidende Fakten:

- Das Reptiliengehirn, das primitive Nervensystem, das hauptsächlich für Süchte verantwortlich ist, weiß nichts von Liebe – es kennt nur »fressen«, »sich paaren« oder »töten«.
- Die Industrie investiert Millionen in lebensmittelähnliche Substanzen, um unsere Vernunft zu überlisten. Das Ziel ist, Glücksgefühle auszulösen, ohne dabei ausreichend Nährstoffe zu liefern, dass wir satt davon würden. Das erreichen sie mit extrem schmackhaften Konzentrationen von Stärke, Zucker, Fett, Öl, Salz und Exzitotoxinen, die uns glauben machen, wir brauchten all diese Beutel, Schachteln und Packungen, die sie produzieren. Es ist sogar so, dass wir mittlerweile all diese künstlichen Produkte für besser halten als das, was uns die Natur liefert. Deshalb mögen so viele Menschen kein Obst und Gemüse mehr! Die Lebensmittelindustrie zahlt der Werbeindustrie ein Vermögen dafür, dass sie uns das glauben macht. (Wenn Sie jetzt glauben, Werbung wirke bei Ihnen nicht, täuschen Sie sich! Sie wirkt sogar stärker bei Menschen, die sich für immun halten, weil die sich sicher vor Versuchungen wähnen.)

Ich will damit sagen, dass diese sehr starken Kräfte am Werk sind, ob Sie sich nun selber lieb haben oder nicht, egal, welche unverarbeiteten Traumata Sie plagen, und egal, wie wütend, einsam, traurig, müde, glücklich, deprimiert und/oder ängstlich Sie werden. Es ist absolut okay, das verletzte innere Kind gesund pflegen zu wollen, aber erwarten Sie bitte nicht, dass das Ihre Essprobleme beheben würde. Da können Sie sehr lange warten (und völlern)!

Mythos Nr. 2: Richtlinien sind besser als Regeln (Falsch!)

Richtlinien erfordern immer wieder Entscheidungen über Lebensmittel, und das schwächt Ihre Willenskraft. Der Forschung zufolge kann man jeden Tag nur eine begrenzte Anzahl an vernünftigen Entscheidungen treffen. Wenn Sie also beschließen, 90 Prozent der Zeit auf Schokolade zu verzichten, bringen Sie sich in eine Zwickmühle, denn jetzt müssen Sie jedes Mal, wenn Sie vor einer Tafel Schokolade stehen, die Entscheidung treffen, ob Sie sie essen oder nicht. Das erfordert eine Menge Willenskraft!

Wenn Sie aber sagen: »Ich esse in den letzten drei Tagen des Monats überhaupt keine Schokolade und am Tag nie mehr als 60 Gramm«, haben Sie die gleiche 90/10-Verteilung wie oben (3 Tage sind 10 Prozent von 30 Tagen), nur ist jetzt die Entscheidung schon gefallen. Sie brauchen keine zusätzliche Willenskraft!

Was Sie hier getan haben, ist eine Grundsatzerklärung. Es ist nicht so sehr eine Regel als vielmehr die Entscheidung, der Mensch zu werden, der nur an drei Tagen im Monat Schokolade isst. Damit haben Sie auch erkannt, dass Charakter mehr zählt als Willenskraft.

Richtlinien machen es Ihrem Vielfraß auch viel zu einfach. Wenn Sie zum Beispiel sagen: »Ich verzichte die meiste Zeit auf Schokolade«, und Ihr Vielfraß ein starkes Verlangen hat, werden Sie nie wissen, ob heute einer der Tage ist, an denen Sie verzichten, oder? Wenn der Vielfraß Schokolade will, muss er nur sagen: »Du verzichtest meistens auf Schokolade, aber doch nicht heute.« Was bedeutet denn »meistens«? 90 Prozent der Zeit? 62 Prozent der Zeit? 51 Prozent? Sie wissen es nicht genau, und Ihr Vielfraß nutzt das aus.

Der Satz »Ich verzichte meistens auf Schokolade« bedeutet im Endeffekt nichts anderes als »Ich versuche so lange auf Schokolade zu verzichten, bis ich keine Lust mehr auf Verzicht habe«. Das mag für einige superdünne Models funktionieren oder für Menschen, die Schokolade nicht wirklich mögen, aber für Menschen mit einem echten Schokoladenproblem macht es die Sache nur schlimmer, weil es die Schokolade in den Mittelpunkt rückt, ohne einen wirksamen Schutzmechanismus mitzuliefern.

Essens*richtlinien* nützen Ihrem Vielfraß, aber *Regeln* helfen Ihnen!

Im Gegensatz dazu ist »Ich werde Schokolade nur noch an den letzten drei Tagen des Monats essen« eine unumstößliche Essensregel. Entweder sind es die letzten drei Tages des Monats oder eben nicht. Zehn unabhängige Beobachter, die Ihnen einen Monat lang folgen, werden unmissverständlich wissen, ob Sie sich an die Regel gehalten haben. Die Worte »Ich werde nur noch« bedeuten »ausschließlich« und verbauen dem Vielfraß alle denkbaren Schlupflöcher, und zwar von jetzt bis ans Ende der Zeit. So kann der Vielfraß Ihnen auch nicht mehr mit »Das willst du doch jetzt nicht für immer durchziehen, oder?« kommen.

Leider ziehen Menschen mit Fressattacken Richtlinien vor, weil sie glauben, man könne keine bindenderen Verpflichtungen eingehen. Sie fürchten Schuldgefühle und Selbstvorwürfe, wenn sie Fehler machen.

Das ist ein falsches Verständnis von der Funktion der Schuld in der Psyche. Sich selbst für einen Fehler zu beschimpfen ist die falsche Einstellung. Wenn Sie es vermasseln, untersuchen Sie lieber, was da schiefgelaufen ist, und überlegen Sie, wie Sie es beim nächsten Mal besser machen können, statt sich selbst zu geißeln! In Wirklichkeit ist die Selbstbestrafung vieler Menschen mit Fressattacken ihr innerer Vielfraß, der ihnen einreden will, dass sie viel zu schwach für das Einhalten von Regeln sind. Er will nämlich, dass Sie Ihren Fehler wiederholen! (Wie ich von Carol Munter, der Autorin von *Overcoming Overeating* [nur in engl. Sprache erhältlich; Anm. d. Red.], gelernt habe, ist das der Grund, warum es sehr schwer ist, weiterzuvöllern, wenn man sich weigert, sich selber zu beschimpfen.)

Perfektionismus ist die falsche Einstellung für den Rückblick auf eigene Fehler, aber genau die richtige (und einzige) Voraussetzung für den Ausblick auf Ihre Ziele. Wenn Sie zum Beispiel aufbrechen, um einen Berg zu besteigen, stellen Sie sich selbst vor, wie Sie triumphierend vom Gipfel herabschauen. Eliminieren Sie alle Zweifel, Ablenkungen und Gedanken an einen Fehlschlag aus Ihrem Denken, damit Sie Ihre ganze Energie auf das Erreichen Ihres Ziels konzentrieren können. So machen das Gewinner!

Wenn man wirklich keine Schwüre für die Ewigkeit leisten könnte, warum sollte man dann jemals heiraten? Ich habe bisher noch nie bei einer Hochzeit gehört: »*Ich verspreche, liebevoll und treu zu sein … jedenfalls bis zum unvermeidlichen Moment der Schwäche. Ich verspreche, mein Bestes zu tun, aber niemand ist vollkommen, und es gibt schließlich eine Menge attraktiver Menschen. Ich bin mir zu 80 Prozent sicher, dass ich für immer treu sein kann, aber 100 Prozent wäre jetzt einfach unehrlich. Mehr kann wirklich niemand versprechen, schließlich kann man ja gar nicht wissen, mit wem man nächstes Jahr schläft oder in zehn Jahren. Ich soll doch ehrlich sein, oder?*« Das ist das Hochzeitsgelübde, das Ihr Vielfraß ablegen würde!

Ein Gelübde ist ein gefasster Plan, aber Ihr Vielfraß will, dass Sie diesen Plan vergessen.

Sperren Sie den Vielfraß ein und übernehmen Sie die Kontrolle!

Wenn Sie sich selbst unbedingte Entschlossenheit und Selbstvertrauen zusprechen, eine Essensregel zu befolgen, hat das noch einen weiteren überraschenden Vorteil: Es erlaubt Ihnen nämlich, die Gedanken des Vielfraßes von Ihren eigenen zu unterscheiden. Wenn Sie bereit sind, eine klare Grenze in Bezug auf ein bestimmtes Lebensmittel oder Verhalten zu ziehen, können Sie jeden Gedanken und jeden Impuls, diese Grenze zu überschreiten, als den Schrei Ihres Vielfraßes nach seinem Schweinefraß entlarven. Ein kompromisslos fester Entschluss ist eine Gedankenstütze, die Sie die Vielfraßschreie (diesen verführerischen inneren Dialog, der Sie auffordert, den Plan fahren zu lassen) erkennen lässt. Jetzt können Sie innehalten und eine kluge Entscheidung treffen!

Mythos Nr. 3: Wir müssen uns vor unseren Impulsen fürchten (Falsch! Kultivieren Sie stattdessen Ihr Selbstvertrauen!)

In unserer Kultur glauben wir, dass der Impuls zu Fressattacken für bestimmte Menschen in bestimmten Situationen unüberwindlich ist und dass wir nur dagegen ankommen, indem wir uns der sozialen Kontrolle unterwerfen, Selbsthilfegruppen beitreten, der Versuchung ausweichen, uns Paten suchen usw. Manche halten Völlerei sogar für eine Krankheit.

Nie wieder Fressattacken glaubt nicht an diese Mythologie. Wir glauben, dass das Problem vielmehr ein gesunder

Appetit ist, der von der Industrie aus Profitgier korrumpiert wird. Unsere beste Verteidigung ist eine klare Definition unserer persönlichen Grenze zwischen gesundem und ungesundem Essen. Dann achten wir aufmerksam auf diese destruktive innere Stimme und ignorieren oder entkräften sie, während wir gleichzeitig unseren Körper gesund und sättigend ernähren.

Wir können uns unserer Fähigkeit, nie wieder Fressattacken zu haben, genauso sicher werden, wie wir sicher sind, nicht mitten in einem Meeting unsere Blase zu entleeren. Die meisten von uns würden in dieser Situation niemals einfach die Hose herunterlassen und laufen lassen, weil wir den starken natürlichen Harndrang der Kontrolle unseres Gehirns unterworfen haben. Wir können problemlos mit diesem biologischen Drang umgehen und ihm einen bestimmten Ort und eine bestimmte Zeit zuweisen. Das ist mit dem Essen nicht anders.

Wir können auch das Zutrauen in unsere Fähigkeit erwerben, dies für immer einzuhalten, denn die beste Zeit, mit dem Völlern aufzuhören, ist jetzt, und die Zukunft besteht aus einer unendlichen Abfolge von jetzt. Sie können nichts mehr daran ändern, was Sie vor fünf Jahren, fünf Tagen oder auch nur fünf Minuten gegessen haben, aber Sie können das Jetzt nutzen, um gesund zu werden. Es ist immer jetzt und wird immer jetzt sein, deshalb können Sie mit voller Überzeugung sagen, dass Sie immer gesund essen werden.

Indem Sie Selbstvertrauen entwickeln, programmieren Sie sich auf Erfolg, und eine so erfolgreiche Identität ist das, was Sie nie wieder Fressattacken erleiden lässt.

Aus diesem Grund konzentriert sich *Nie wieder Fressattacken* auf innere Motivation, denn äußere Motivation ist ein großes Problem beim Abnehmen. Sie können inspirierende

Podcasts hören, ermutigende Meme ansehen und sich 95 Prozent der Zeit optimistisch und positiv fühlen … aber in den restlichen 5 Prozent, wenn Sie niedergeschlagen sind und Ihr Optimismus in Pessimismus umkippt, wird der Vielfraß fressen und Schaden anrichten, der die anderen 95 Prozent (und mehr) zunichtemacht.

Nie wieder Fressattacken gibt Ihnen den inneren Antrieb an die Hand, selbst in schweren Zeiten zu funktionieren. Hier sind die zwölf Quellen der inneren Motivation:

- Trennung Ihres Selbst (Ihrer gesunden Essgedanken) vom Vielfraß (ungesunde Essgedanken) wie oben beschrieben.
- Innerer Dialog, um die Kontrolle zu übernehmen und den Vielfraß einzusperren.
- Eine Liste logischer und überzeugender Argumente für die Zeiten, in denen Sie niedergeschlagen oder ängstlich sind.
- Essensregeln, die Sie sofort die Gedanken erkennen lassen, die einer Fressattacke vorausgehen.
- Eine deutliche Reduzierung der durch Ihre Regeln ausgelösten sinnlosen inneren Auseinandersetzungen um Essen und Ernährung.
- Ein allmählicher Charakterwandel, der die Notwendigkeit von Willensstärke eliminiert.
- Die Fähigkeit, Fehler beim Essen sich selbst mit Respekt und Würde zu verzeihen.
- Die hundertprozentige Verbindlichkeit der Regeln mit einem Mechanismus, sie bei Bedarf anzupassen.
- Die Fähigkeit, sich selbst im Moment des Verlangens wachzurütteln und den Vielfraß mit der ganzen Kraft Ihrer Vernunft rechtzeitig einzusperren.
- Die Sammlung früherer Erfolge, auf die Sie sich in einem Moment der Schwäche stützen können.

- Ihre große Motivation.
- Ihre größte Motivation.
- Ein System der Selbstkontrolle, das es zehnmal wichtiger macht, sich an die Regeln zu halten, als dem inneren Vielfraß nachzugeben!

Der Impuls zum Völlern ist nichts, wovor Sie Angst haben müssten, Sie sollten ihn vielmehr begrüßen.

Mythos Nr. 4: Gelüste sind ein Anzeichen für Probleme! (Falsch! Jedes Gelüst ist eine Chance.)

Nehmen Sie Ihre Gelüste an, statt sie zu fürchten!

Viele Menschen, die sich überessen, haben Angst vor einem »unwiderstehlichen« Verlangen. Sie leben in ständiger Furcht vor ihrem Körper und fühlen sich als Sklaven ihrer Impulse. So kann man nicht leben! Wir wollen Selbstvertrauen kultivieren und nicht Angst (siehe oben). Wir glauben daran, dass wir die Kontrolle haben, ganz egal, was uns Lebensmittelindustrie, Werbung, Suchthilfeindustrie und unsere Vielfraße erzählen.

Wir sollten ein Verlangen begrüßen und nicht vor Angst erstarren. Nur indem Sie diese Gelüste erfahren, können Sie sie auch eliminieren. Nur durch die Konfrontation mit Ihren Gelüsten können Sie Ihren Überlebensinstinkt umerziehen auf das, was Ihr Körper wirklich braucht – was die Natur vorgesehen hat. Sie können kein Verlangen ausschalten, das Sie nicht kennen. Sie können Ihren natürlichen

Überlebensinstinkt nicht neu erwecken, ohne auch die schädlichen Gelüste zu erleben.

Dazu kommt, dass hinter nahezu jedem Verlangen ein berechtigter Bedarf steht, etwas, das Sie brauchen, um Körper und Geist zu nähren, nur machen die Profiteure der Industrie Ihren Überlebenstrieb glauben, dass er die falschen Dinge braucht. Sie brauchen diese Tüte Chips auf gar keinen Fall, denn während wir uns als Menschen entwickelten, gab es keine Chips. Ihr Körper und Ihr Gehirn sitzen einem biologischen Fehler auf. Vielleicht glaubt jede Zelle Ihres Körpers, dass Sie diese Tüte Chips »brauchen«, aber Gefühle sind keine Fakten, und Sie brauchen keinen Schweinefraß zum Überleben, egal, wie sehr Sie das auch glauben!

Ich kann mich zum Beispiel noch erinnern, wie ich jedes Mal, wenn ich das Verlangen nach Schokolade hatte, sofort Obst und Gemüse gegessen habe, und das Verlangen verschwand. Ich hatte keinen »Zuckerrausch« oder das unnatürliche Hochgefühl, das eine Tafel Schokolade mir geboten hätte, aber das Verlangen war weg, und ich fühlte mich deutlich besser. Außerdem hatte ich meinem Körper die Nährstoffe und die Energie geliefert, die er brauchte, um diesen kritischen Moment zu überstehen. Ich konnte das von der Industrie erzeugte Verlangen ignorieren.

Nachdem das einige Dutzend Male funktioniert hatte, verlangte es mich mehr nach Obst und Gemüse als nach Schokolade … und das ging viel schneller, als mein Vielfraß mir weismachen wollte. Nach etwa zwei Monaten hatte ich praktisch kein Verlangen mehr nach Schokolade, und nach etwa 18 Monaten sahen Schokoladentafeln für mich wie große Haufen von Chemikalien aus. Heute frage ich mich, wie sie je so viel Macht über mich haben konnten.

Begreifen Sie jedes Verlangen als Gelegenheit, ebendieses Verlangen zu ersticken und Ihren Körper damit aktiv auf seine tatsächlichen Bedürfnisse umzuprogrammieren. Er wird sich anpassen!

> Das kann überhaupt nicht funktionieren!

Das ist das, was Ihr Vielfraß dazu sagt. Er ist vermutlich am Anfang sogar so laut, dass jede Zelle Ihres Körpers meint, dass das verrückt ist. Deshalb sagen wir bei uns zu Hause halb im Scherz: »Gib mir einfach die Schokolade, und niemand kommt zu Schaden!«

Nun sind Meinungen aber keine Fakten. Sie müssen mir nicht glauben, Sie müssen es nur eine Zeit lang konsequent ausprobieren, um es selbst zu erleben.

Mythos Nr. 5: Auf Erlösung hoffen und beten (Hoffen und Beten hilft nicht! Entschließen Sie sich und tun Sie es!)

In den üblichen 12-Schritte-Programmen sagt man Süchtigen, sie sollten bewusst den Kontakt zu Gott suchen. Sie wären ihren Süchten gegenüber machtlos und könnten nur zu Gott beten, dass er ihnen die Gelüste nimmt.

Das ist bei genauer Betrachtung schon kurios:

- Jede große Religion fordert, Sie sollten sich erst einmal wohlverhalten, um Gott zu gefallen, und ihn nicht bitten, uns am Fehlverhalten zu hindern.

- Warum aber sollte Gott uns ein gesundes Verlangen nach Kalorien und Nährstoffen nehmen? Hat er sie uns denn nicht aus einem bestimmten Grund überhaupt erst gegeben?

Ich bin bestimmt kein religiöser Mensch oder gar ein Kenner religiöser Schriften und von daher kaum geeignet, dies im Detail zu diskutieren, aber irgendwas scheint hier nicht ganz zu stimmen, oder?

Und warum sollten nichtgläubige Menschen überhaupt um Frieden mit ihrer Ernährung beten, wenn sie selbst die Kontrolle übernehmen können?

Hoffen und Beten bringt nichts!

Alles Hoffen, Wünschen und Beten um Frieden mit Ihrer Ernährung ist nur Ihr Vielfraß.

> Mann, wäre das schön, wenn wir zu den Glücklichen gehörten. Vielleicht sollten wir darum beten und darauf hoffen? Aber bis dahin können wir es uns doch gut gehen lassen. Na, kommst du drauf? Gib uns schon unseren Schweinefraß!

Machen Sie lieber Ihren Frieden mit Ihrem Essen. Rufen Sie ihn aus. Atmen Sie tief durch und verpflichten Sie sich dann, sich bis ans Ende Ihrer Tage kompromisslos an Ihren Plan zu halten und jeden Gedanken, jeden gegenteiligen Impuls als Vielfraßschrei zu erkennen.

Alle Zweifel und Unsicherheiten kommen
von Ihrem Vielfraß. Hoffnung ist ein Vielfraß-Trick.

Hoffen Sie nicht, tun Sie es, seien Sie sich gewiss, seien Sie es!

Das ist knapp zusammengefasst der Umgang von *Nie wieder Fressattacken* mit Essensmythen und -märchen und die Technik, mit der Sie Ihre Esssucht überwinden. Es gehört aber noch viel mehr dazu, wie ich in meinem humorvollen und leicht und locker geschriebenen Buch *Nie wieder Fressattacken* beschreibe.

Lob von Ärzten und Therapeuten für *Nie wieder Fressattacken*

»Mein Leben hat sich komplett verändert. Ich habe acht Kilo abgenommen und muss nicht mehr in meinem eigenen Kopf übers Essen diskutieren. Mir ist völlig klar, was mein Körper braucht und will. Solange ich mich daran halte, nehme ich jeden Monat ein bis zwei Pfund ab [...] Viele meiner Kollegen haben Probleme mit Übergewicht und Fressattacken. Es ist schon faszinierend, wenn ich selbst als Patientin zu Kollegen gehe und sehe, wie sie sichtbar zu kämpfen haben. Ich denke, Ärzte brauchen Hilfe und hätten nicht nur für sich, sondern auch für ihre Patienten Interesse an *Nie wieder Fressattacken!*«
– *Dr. Margaret Fletcher, Chirurgin an der Fakultät des Johns Hopkins University Medical Center*

»Ich empfehle allen Ärzten, ihren Patienten dieses Programm vorzustellen. Sie wären sicher überrascht, wie gut die Veränderung der inneren Einstellung durch *Nie wieder Fressattacken* dabei hilft, das Leben eines Patienten für immer zu verändern. Diese Effekte sind dauerhaft und beruhen nicht auf Medikamenten oder Mode-Diäten, die zum Scheitern verurteilt sind.«
– *Dr. Carmine DiMartino – Broad Spectrum Family Medicine*

»Die meisten meiner Patienten sind fettleibig oder haben dadurch verursachte Beschwerden. Diese Menschen wollen hören, was Sie zu sagen haben, denn die Seuche der Fettleibigkeit ruiniert ihr Leben […] Ich stelle Patienten, die sich wirklich ändern wollen, *Nie wieder Fressattacken* vor […] Der Unterschied zwischen Ihrem Programm und anderen ist, dass Ihres den Menschen wirkliche Kontrolle gibt!«
– *Dr. Susana Thomas – Hausärztin*

»*Nie wieder Fressattacken* ist ein simpler Gedankentrick […] klar und verständlich verfasst […] mit klar definierten Schritten […] Es gibt keine Ablenkung, und mir gefällt der Humor!«
– *Dr. Krystyna Grabski, Doktorin der kognitiven Neurowissenschaft und Erkenntnispsychologie*

»So viel effizienter als alles andere, was ich mit meinen Klienten ausprobiert habe.«
– *Mary, Sozialarbeiterin im Bundesstaat New York*

Jetzt, da Sie die Philosophie und Methode hinter *Nie wieder Fressattacken* kennen, können wir über die einzelnen Auslöser für Fressattacken sprechen und wie wir sie überwinden.

Sie können die Kapitel mit den Auslösern und den Lösungen wie ein Register verwenden und die Auslöser nachschlagen, die Ihnen Probleme bereiten. Aber lesen Sie bitte auch den Rest des Buches aufmerksam durch, denn hier finden Sie einige wirksame und motivierende Gedanken, die Ihnen über jede Fressattacke hinweghelfen, nicht nur die hier vorgestellten. Selbst wenn Sie nur an ein paar bestimmten Auslösern interessiert sind, sollten Sie alle kennen, denn das hilft Ihnen, Denk- und Verhaltensmuster zu erkennen, was Ihnen auch bei Auslösern hilft, die wir hier nicht beschreiben.

Noch eine Anmerkung zu eventuellen Wiederholungen in diesem Buch

Für verschiedene Auslöser gibt es manchmal dieselbe Lösung. In diesen Fällen finden Sie also eine vielleicht bereits bekannte Lösung, nur mit etwas anderen Worten beschrieben. Der Grund dafür ist, dass manche Leser nur die Abschnitte lesen, die auf ihre spezielle Situation zutreffen.

So, dann gehen wir mal ans Eingemachte.

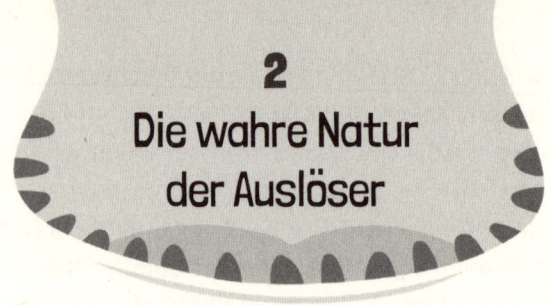

2
Die wahre Natur
der Auslöser

Bevor wir uns den Auslösern bzw. »Triggern« für übermäßiges Essen zuwenden, möchte ich einen Moment innehalten und über Kausalität sprechen, denn auch wenn der Begriff des »Triggers« bzw. Auslösers inzwischen allgemein gebräuchlich ist und im Titel des Buches vorkommt, wird dadurch möglicherweise ein ursächliches Element angedeutet, das es nicht gibt. Ich meine damit, dass keiner der hier beschriebenen Gedanken, Emotionen, körperlichen Empfindungen oder Umweltreize Sie völlern lässt, so wie ein Streichholz und trockenes Holz eine Kettenreaktion auslösen, wodurch die ganze Scheune abbrennt. Die Trigger können ein Verlangen auslösen, aber kein Verhalten.

Es gibt immer eine Trennlinie zwischen Verlangen und Verhalten, auf der Ihr rationaler Verstand sich entscheiden kann, ob er dem Impuls folgt.

Auslöser für Fressattacken sind nicht die Ursache für die Fressattacken, sie lösen nur Ihr Verlangen aus.

Nur Sie können sich entscheiden, zu völlern. Nur Sie haben die Kontrolle über Ihre Hände, Arme, Beine, Ihren Mund und Ihre Zunge. Nur Sie können ins Auto steigen, den Gurt anlegen, den Motor anlassen, zum Supermarkt fahren, den Schweinefraß einsammeln, den Ihr Vielfraß haben will, zur Kasse gehen, das Portemonnaie herausziehen, bezahlen, das Wechselgeld einstecken, die Tüten zum Auto tragen, einen einsamen Ort suchen, die Verpackung aufreißen, den Schweinefraß herausnehmen und ihn sich in den Mund stecken, kauen und schlucken.

Das mag wie ein eher subtiler Unterschied wirken, aber Sprache ist extrem wichtig, denn wenn Sie denken »XYZ ist der Auslöser für meine Fressattacke«, geben Sie Ihre Macht ab. Wenn Sie Ihr Essverhalten beherrschen wollen, müssen Sie jeden Gedanken an Machtlosigkeit aufgeben. Sie können die Verantwortung nicht abgeben, auch wenn Sie sich dadurch etwas weniger schuldig fühlen. Nehmen wir den kurzlebigen psychologischen Schmerz nach einer Fressattacke. Der ist wesentlich besser, als zu glauben, dass man mysteriösen Kräften außerhalb des eigenen Einflusses ausgeliefert sei, glauben Sie mir! (Später mehr über den Umgang mit Schuldgefühlen.)

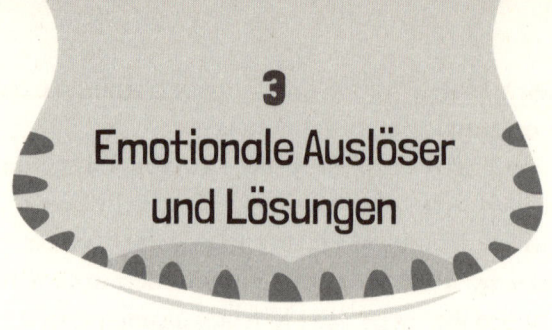

3
Emotionale Auslöser
und Lösungen

Essen Sie aus emotionalen Gründen?

Die Beziehung zwischen emotionalen Ausnahmesituationen und Essstörungen ist ziemlich komplex. Ich muss das wissen, denn ich habe sie dreißig Jahre lang studiert und sogar meine eigene Studie mit 40 000 Probanden im Internet finanziert (zu einer Zeit, in der Online-Anzeigen wirklich billig waren!). Dabei habe ich unter anderem einen faszinierenden Zusammenhang zwischen den Lebensmittelarten, an denen sich Menschen überaßen, und bestimmten emotionalen Problemen entdeckt.

Drei Beispiele:

- Menschen, die Schokolade nicht widerstehen konnten, litten häufig an gebrochenem Herzen und/oder Einsamkeit.
- Menschen, die sich an salzigen, knusprigen Snacks überaßen, hatten oft viel Stress bei der Arbeit.
- Menschen, die es mit Pasta und Brot übertrieben, litten häufig an Ängsten oder Depressionen.

Das galt natürlich nicht für alle, war aber auffällig.

Ich selbst konnte nie Schokolade widerstehen und verfolgte daher diese Spur weiter. Ja, ich litt in einer unglücklichen Ehe unter Herzschmerz. Noch interessanter war aber, was meine Mutter (sinngemäß) sagte, als ich ihr von meiner Studie erzählte:

»Als du noch sehr klein warst, war dein Vater beim Militär, und wir hatten Angst, dass sie ihn nach Vietnam schicken würden. Dein Großvater galt damals neun Monate lang als vermisst. Ich war völlig überfordert und deprimiert und konnte dir nicht die Liebe zukommen lassen, die du brauchtest, wenn du weinend zu mir kamst. Deshalb habe ich dir Schokosirup gegeben, und das hat dich immer wieder beruhigt.«

Man möchte meinen, dass mich das von meiner Schokoladenabhängigkeit geheilt hätte, aber das war nicht der Fall. Hat es meine Beziehung zu meiner Mutter vertieft? Auf jeden Fall. Hat es mir geholfen, mir selbst gegenüber mitfühlender zu sein? Keine Frage. War es ein wichtiger Hinweis? Ja!!

Aber da gab es ein Problem …

Emotionale Einsichten verbessern Ihr Leben, heilen aber keine Essstörungen!

Schreiben Sie sich das auf den Badezimmerspiegel und lesen Sie es jeden Tag, denn solange Sie noch glauben, Sie müssten nur Ihre emotionalen Probleme lösen, um nicht mehr zu völlern, geben Sie Ihrem inneren Vielfraß nur eine weitere Ausrede an die Hand.

Die emotionalen Probleme mögen das Feuer zwar entzündet haben (und bestimmen auch, wo und mit welcher Art von Feuer Sie es zu tun haben), aber sobald es einmal brennt, entwickelt es ein Eigenleben, denn die superleckeren lebensmittelähnlichen Zutaten, mit denen die Leute sich vollstopfen, sind nicht natürlich. Als wir Menschen uns in den Tropen entwickelten, gab es sie gar nicht, und wir sind körperlich nicht darauf vorbereitet, mit den toxischen Glücksgefühlen umzugehen, die sie erzeugen.

**Wenn das Feuer einmal brennt,
entsteht ein starkes biologisches Verlangen,
das in unserem Nervensystem verankert ist.
Ein Verlangen, sich an Essen zu berauschen,
das von jedem emotionalen Konflikt unabhängig ist,
den Sie vielleicht gerade durchleben!**

Lesen Sie dies noch einmal, es ist wichtig!

Forschen Sie nicht zuerst nach der Ursache für das Feuer, sondern löschen Sie es. Sie können später noch daran arbeiten, Ihr Leben zu verbessern, aber verschwenden Sie um Himmels willen nicht Jahre an eine emotionale Analyse, um das abgebrannte Streichholz zu finden, während gerade Ihr Haus abfackelt!

Zum Glück gibt es eine Lösung, und die ist viel einfacher, als Sie glauben!

So löschen Sie das Feuer emotionalen Essens

- Hören Sie zuerst auf, sich einzureden, Sie äßen aus emotionalen Gründen, um sich zu trösten oder Stress abzubauen. Mit dieser Einstellung fachen Sie die Flammen an und liefern Ihrem inneren Vielfraß eine Ausrede (»Wir sind jetzt viel zu aufgewühlt, und diese Gefühle sind unerträglich – wir müssen jetzt einfach Seelenfutter haben.« – *Liebe Grüße, Dein Vielfraß*).
- Ermahnen Sie sich stattdessen, dass Sie völlern, um wie ein Drogenabhängiger vom Essen high zu werden. Das sollte es für Sie viel unangenehmer machen und

Ihrem inneren Feind die Argumente nehmen. Und das ist gut so!

- Machen Sie Ihrem Vielfraß klar, dass Sie jede emotionale Belastung in Kauf nehmen wollen, um nie wieder zu fressen. Das Leben gibt es nicht ohne Schmerz, damit müssen wir einfach leben. Auch wenn es mal richtig unangenehm wird, werden Sie sich nicht ablenken lassen und/oder physische und mentale Energie darauf verschwenden, sich von einer Fressattacke zu erholen. Sie nutzen diese Energie lieber, um Ihre Probleme zu lösen. Es gibt kein Zurück.

- Vergessen Sie nicht: Wenn Sie schon sechs Probleme haben und dann völlern, haben Sie hinterher sieben Probleme.

- Das alles heißt nicht, dass Sie keine Emotionen mehr haben dürfen (oder die dahinterstehenden Probleme nicht lösen dürfen), bevor Sie nie wieder fressen. Ganz im Gegenteil. Sie müssen Ihrem Vielfraß klarmachen, dass Sie jede Form emotionaler Belastung in Kauf zu nehmen bereit sind und sich immer noch an Ihren Essensplan halten werden. Ich musste diese Einsicht in derselben Woche in die Tat umsetzen, in der bei meiner Mutter ein wiederkehrender Krebs diagnostiziert wurde, an dem sie drei Monate später starb. In dieser Woche habe ich auch erfahren, dass ein guter Freund unerwartet im Schlaf gestorben ist. Dazu kamen noch ernste persönliche Probleme mit einer Frau, mit der ich zu dieser Zeit ausging.

- Das Leben ist eben nicht schmerzfrei. Niemand garantiert uns das große Glück, bloß weil wir den Vielfraß nicht mehr fressen lassen. Was Sie aber bekommen, wenn Sie den Schweinefraß verbannen, ist das Leben mit all seinen Höhen und Tiefen. Heiraten Sie Ihr Leben, nicht

Ihren Vielfraß. Es ist viel besser, ungeachtet aller emotionalen Schmerzen im Hier und Jetzt zu sein, als sich über Tage, Wochen oder Monate von Schweinefraß erholen zu müssen. Der einzige Weg führt nach vorne.

- Stellen Sie sich Folgendes vor: Sie sitzen in einem dunklen Raum und blicken durch einen Einwegspiegel. Auf der anderen Seite ist der Mensch, den Sie am meisten auf der Welt lieben – Ihr Kind oder Ihr Ehepartner oder ein Elternteil –, der sein ganz normales Leben führt, spielt, liest und mit anderen spricht. Dabei wird er/sie aber beständig von einem Mann mit dem Kopf eines wilden Keilers verfolgt, der ihm/ihr hässliche, widerwärtige Dinge ins Ohr plärrt: »Du wirst nie abnehmen!«, »Es hat keinen Sinn«, »Hören wir auf zu spielen, und dann essen wir endlich!«, »Du bist schon tausendmal gescheitert!«, »Du bist ein Versager!«, »Du bist fett, akzeptier das endlich!«.

- Was würden Sie tun? Würden Sie einfach weiter dasitzen und nichts tun? Würden Sie Ihrem Kind raten, diesen irren Dämon zu lieben und mit ihm zu diskutieren? Oder würden Sie so wütend werden, dass Ihre Hände zittern und Ihr Blut kocht? Würden Sie in den anderen Raum stürmen, den Dämon mit aller Macht anbrüllen und ihn mit Zähnen und Klauen bekämpfen, bis Sie ihn eingesperrt haben und er Ihrem Kind nie wieder etwas anhaben kann?

- Ich denke, ich kenne Ihre Antwort, aber warum gehen Sie dann nicht mit Ihrem eigenen inneren Dämon genauso konsequent um? Warum bringen Sie nicht dieselbe Wut auf, um ihn ein für alle Mal wegzusperren? Schließlich fügt er Ihnen und Ihren Lieben Schaden zu!

Sobald Sie das einmal wirklich verstanden haben, lassen Sie sich von Emotionen nicht mehr ablenken. Sie bleiben Ihnen erhalten und sind vielleicht sogar noch stärker als zuvor, aber Sie wissen, dass sie nicht das Wesentliche sind. Sie haben einfach die ganze Zeit in flachem Wasser gelegen und keine Luft bekommen, wo Sie einfach nur hätten aufstehen, sich das Gesicht waschen und davongehen müssen.

Ich habe dreißig Jahre gebraucht, um das zu erkennen!

Diese verschwendeten Jahrzehnte sind für immer verloren, und ich möchte Ihnen diesen Schmerz ersparen, weil ich hundertprozentig überzeugt bin, dass Sie das können! Schauen wir uns also die einzelnen emotionalen Vielfraßschreie an, um Sie noch besser gegen diese hinterhältige Täuschung zu wappnen.

Trigger Nr. 1 – geringes Selbstwertgefühl

Ein geringes Selbstwertgefühl entsteht fast immer aus selbstkritischen Gedanken heraus.

Das wird Sie jetzt vielleicht überraschen, aber Überessen/Fressattacken erfordern negatives Denken. Es ist sogar viel schwieriger, damit weiterzumachen, sobald man aufhört, sich selbst zu beschimpfen. Das liegt daran, dass geringes Selbstwertgefühl und negatives Denken ein Trick Ihres Vielfraßes sind, mit dem er Sie so schwächen will, dass Sie der nächsten Fressattacke nicht widerstehen können. Sie können das daran sehen, dass er in dem Moment, in dem Sie auch nur daran denken, Schweinefraß zu fressen, seinen Ton auffällig ändert:

Oh, ja!!! Du bist widerlich. Einfach erbärmlich, wenn wir mal ehrlich sind. Du wirst wahrscheinlich immer fett bleiben. Wann zum Teufel gibst du endlich auf und akzeptierst dein Schicksal? Dann könntest du wenigstens ein glücklicher fetter Mensch sein. Dein ganzes Leben ist im Eimer, aber zumindest haben wir auch was Schönes: Schweinefraß!!! Hurra!!! Endlich siehst du es ein!!! – *Herzlichst, Dein Vielfraß*

Verstehen Sie?

Diese negativen Gedanken, die Sie beständig in Ihrem Kopf wälzen, sind eigentlich Ihr Vielfraß, der damit die nächste Fressattacke rechtfertigen will.

Das ist eine bestechende Erkenntnis. Sobald Sie begriffen haben, dass alles negative Denken vom Vielfraß kommt, wird es deutlich leichter, es zu ignorieren.

Dazu passt eine noch bedeutsamere Einsicht:

Sie müssen sich nicht selber lieben, noch müssen Sie geliebt werden, um nicht mehr zu völlern!

Ich wünsche Ihnen aus ganzem Herzen, dass Sie Liebe in Ihrem Leben finden. Jeden Tag und immer mehr. Sie sollen wunderbare Menschen, Familienmitglieder, Geliebte, Kinder, Kollegen und Freunde in Ihrem Leben haben, die Sie mit Liebe überschütten.

Ich glaube an die Liebe, aber ich glaube nicht, dass sie notwendig ist, um nicht mehr zu fressen!

Bevor Sie mich jetzt hauen, hören Sie mir erst einmal zu! Als Psychologe und Coach habe ich mit Tausenden Menschen intime Gespräche geführt, deshalb kann ich Ihnen aus voller Überzeugung sagen, dass es eine Menge unglücklicher fetter Menschen gibt. Menschen, die ohne die Liebe leben müssen, die sie so sehr brauchen, und die sich selbst nicht so lieben, wie sie es sollten.

Es gibt aber genauso auch eine Menge unglücklicher schlanker Menschen, die ebenfalls ohne Liebe durchs Leben gehen und die sich ebenfalls selbst nicht so lieben, wie sie es sollten, die sich aber nichtsdestotrotz weiterhin gesund ernähren! (Ich rede hier wohlweislich nicht von Menschen, die aufgrund von Anorexie oder Bulimie dünn sind. Das ist ein ganz anderes Thema.)

Der nächste Gedanke ist vielleicht ein bisschen unbequem und wird mich die Sympathie Ihrer Mutter kosten, aber er ist trotzdem wichtig: Es ist durchaus möglich, sich selbst zu hassen, ein mieses Leben zu führen, deprimiert, verängstigt und auf alle Menschen in seinem Umfeld wütend zu sein und sich trotz alledem gesund zu ernähren! Tatsächlich ist es sogar so, dass Sie, wenn Sie sich trotz all dieser negativen Gefühle gut ernähren, irgendwann die Kraft finden, Ihr Leben zu verbessern. Wenn Sie sich immer wieder dabei beobachten, wie Sie gut für sich sorgen, werden Sie außerdem irgendwann anfangen, sich selbst zu lieben. Das ist mal sicher!

Natürlich wird Ihr Vielfraß sagen, dass ich kompletten Müll erzähle:

> Du hast dich selbst nicht genug lieb und niemand mag dich. Das einzig Schöne im Leben ist Schweinefraß, also lass uns endlich fressen!

Sagen Sie Ihrem Vielfraß, dass er 'ne Socke schlucken kann, denn Fressattacken tragen nur weiter zu Ihren Problemen bei und machen absolut nichts besser.

Das Fazit?

Warten Sie nicht auf die Liebe, um nicht mehr zu fressen!

Hören Sie auf zu fressen, sodass die Liebe Sie finden kann.

Trigger Nr. 2 – Selbstzweifel

Wie soll man nur all die Selbstzweifel überwinden? Ganz einfach: Man lässt es! Weisen Sie sie stattdessen dem Vielfraß zu und trennen Sie Ihr Bewusstsein und Ihre menschliche Identität von ihm ab. Es sind schließlich Ihr Bewusstsein und Ihre Identität, die Hände, Arme, Beine, Mund und Zunge steuern, und damit haben Sie die Macht, zu entscheiden, was Sie ungeachtet aller Selbstzweifel wann und wo essen.

Es ist eine bewusste Erklärung (kein Gefühl), dass Sie Zweifel an Ihrer Fähigkeit, gesund zu essen, nicht länger akzeptieren. »Ich will nicht das, was mein Vielfraß will. Ich esse keinen Schweinefraß und ich fresse nicht aus dem Schweinetrog. Ich habe keine Angst davor, es ist nur mein Vielfraß, der es wirklich will!«

Trigger Nr. 3 – Langeweile

Lässt Ihr innerer Vielfraß Sie essen, wenn Sie sich langweilen?

Dann lesen Sie mal weiter …

Das Gefühl der Langeweile hat nichts damit zu tun, dass Sie nichts zu tun haben.

Es ist die schmerzhafte Erfahrung, dass Sie aktiv Ihren Lebenszweck unterdrücken (und vor sich selbst verbergen).

Würden Sie Ihren Lebenszweck kennen, wäre jeder einzelne Moment wertvoll. Sie würden telefonieren, sich Notizen machen, Projekte organisieren und Menschen um sich sammeln, um Dinge voranzutreiben und so zur Welt beizutragen, wie Sie es sich am meisten wünschen.

Selbst wenn dieses Ziel »nur« darin bestünde, ein besserer Elternteil, besserer Ehepartner, Künstler usw. zu sein (es steht nirgendwo geschrieben, dass berufliche Ziele wertvoller sind).

Langeweile ist tatsächlich ein Zeichen dafür, dass Sie versuchen, Ihren Lebenszweck zu finden …

dass er nur hinter dieser Langeweile liegt …

und auf Sie wartet …

und Sie lockt.

Wenn Ihr Vielfraß also behauptet, Sie müssten einfach Schweinefraß essen, weil Langeweile unerträglich ist, befehlen Sie ihm, das Maul zu halten.

Sie haben es nämlich satt, dass er Sie von Ihrem Ziel abhält.

Sie haben es satt, dass er Sie zwingt, ein unbedeutenderes Leben zu führen, als Sie es verdienen!

Halten Sie die Langeweile aus und schauen Sie, was passiert. Was sollten Sie tun, sagen oder sein, das Sie sich jetzt selber versagen? Was sollten Sie angehen, das Sie bis jetzt vernachlässigt haben? Wo soll es hingehen?

Langeweile ist wunderbar.

Begrüßen Sie sie und halten Sie sie aus. Sie könnten sich am Ende des Weges selbst finden.

Großes Indianerehrenwort! Wenn Sie mir nicht glauben, müssen Sie es nur ausprobieren. Was wäre, wenn ich recht hätte?

Trigger Nr. 4 – Gefühle der Benachteiligung[4]

Fühlen Sie sich manchmal unglaublich benachteiligt?

Sagt Ihr Vielfraß, es sei einfach nicht fair, dass Sie nicht so viel Chips, Dip, Käse, Nachos, Schokolade, Kuchen, Pizza, Pasta, Brot, Bagels, Zucker, Mehl, Öl und andere wirklich leckere Dinge essen dürfen, auch wenn Sie wissen, dass sie nicht gesund sind?

Vielleicht sagt er auch, dass Freunde und Verwandte Sie für zu seltsam halten, als dass irgendwer noch mit Ihnen essen wollte. Sie seien dazu verdammt, in der Ecke zu hocken und einsam und alleine zu essen – wie das dicke, pickelige Kind ohne Freunde damals in der Schule.

Es gibt mehrere Wege aus dieser »Verzichtsfalle«.

**Wichtig ist zunächst,
dass es *zwei* Arten von Verzicht gibt.**

Da ist zum einen der Verzicht auf Völlerei und zum anderen der Verzicht auf das, was Sie verlieren, wenn Sie völlern. Wenn Sie zum Beispiel nie wieder einen Donut essen, verzichten Sie auf das Mundgefühl, den Geschmack und den

Kalorienrausch: »Diesen Verzicht werde ich fraglos spüren. Wenn ich aber weiter Donuts esse, beraube ich mich bewusst aller Vorteile, die mir der Verzicht auf Donuts bringt! Ich könnte beispielsweise längst nicht so frei von Angst vor Diabetes, Herzinfarkten und anderen Herz-Kreislauf-Erkrankungen leben. Ich könnte längst nicht so wach in Körper, Geist und Seele leben, wie es ein ausgeglichener Blutzucker ermöglicht. Ich könnte längst nicht so zufrieden mit meinem Aussehen sein oder die Energie genießen, die mir ein schlanker, gesunder Körper liefert, den ich durch den Verzicht erlangen kann.«

Es geht niemals darum, ob Sie sich beraubt fühlen, es geht vielmehr darum, welche Art von Verzicht Sie wählen.

Ich sage nicht, dass jeder damit aufhören soll, Donuts zu essen. Ich möchte aber, dass Sie vor einer Entscheidung alle Fakten kennen. Denken Sie in Ruhe darüber nach, was Sie in beiden Fällen aufgeben, und nicht nur über den kurzfristigen Verlust eines körperlichen Vergnügens.

Machen Sie sich als Nächstes klar, dass Sie ja gar nicht so viel aufgeben!

Wenn wir bei unserem Bild bleiben: Was gebe ich denn auf, wenn ich diesen Donut nicht esse? Den Kalorienrausch, der nur zwischen 18 und 39 Minuten anhält und fast unvermeidlich in einem Absturz endet, von dem ich mich über Stunden erholen muss. Dazu kommt ein Verlust an Produktivität und Schwierigkeiten, achtsam und wach zu leben, was meine Beziehung zu anderen beeinträchtigt und meine Leistungsfähigkeit senkt. Vereinfacht gesagt ist es schwerer, den Tag mit diesem Donut im Bauch zu nutzen als ohne ihn!

Erinnern Sie sich selber daran: Wenn Sie sich um die Menschen, mit denen Sie essen, Gedanken machen, muss jemand vorangehen und den gesunden Anführer geben.

Hier einige Fakten der Weltgesundheitsorganisation – WHO:

- Allein in den USA sind 67,9 Prozent der Erwachsenen übergewichtig. Weltweit hat sich die Zahl der Übergewichtigen seit 1975 verdreifacht. [In Deutschland sind zwei Drittel der Männer (67 Prozent) und die Hälfte der Frauen (53 Prozent) übergewichtig.[5] Anm. d. Red.]
- Diabetes hat um 80,8 Prozent zugenommen. [Mehr als sieben Millionen Menschen leiden in Deutschland an Diabetes. Das ist eine Steigerung um 38 Prozent seit dem Jahr 1998.[6] Anm. d. Red.] Diabetiker haben ein doppelt so hohes Herzinfarkt- und Schlaganfallrisiko und ein gesteigertes Risiko des Erblindens und Nierenversagens. Dabei haben sich einfache Veränderungen der Lebensführung bei der Vorbeugung bzw. Verzögerung von Altersdiabetes als sinnvoll erwiesen – besonders waren das »gesunde Ernährung«, »körperliche Bewegung« und »das Erzielen und der Erhalt eines gesunden Körpergewichts«.
- Herz-Kreislauf-Erkrankungen sind für 31 Prozent der weltweiten Sterbefälle verantwortlich! Dabei kann »den meisten Herz-Kreislauf-Erkrankungen durch das Vermeiden von Risikofaktoren vorgebeugt werden«.
- Bei der Behandlung von Krebs ist eine angepasste Ernährung wichtig, wodurch 30 bis 50 Prozent der Krebserkrankungen verhindert werden könnten. »Es besteht eine Verbindung zwischen Übergewicht und Fettleibigkeit und vielen Krebsarten wie Speiseröhren-, Darm-, Brust-, Gebärmutter- und Nierenkrebs. [...] Regelmäßige körperliche Bewegung, ein gesundes Körpergewicht und eine gesunde Ernährung können das Krebsrisiko erheblich verringern.«

Es scheint, als ob es auf der Welt ein stillschweigendes Übereinkommen gibt, uns gegenseitig dabei zu unterstützen, uns allmählich mit Essen umzubringen. Schauen Sie sich am Tisch um und fragen Sie sich, ob Sie sich wirklich um die dort versammelten Menschen kümmern. Wenn das so ist, zeigen Sie ihnen, dass man diesem gesellschaftlichen Druck widerstehen kann. Wenn Sie es nicht tun, wer denn dann?

**Achten Sie schließlich darauf,
ausreichend gesunde Dinge zu essen.**

Menschen, die sich gerne überessen, sind meist auch sehr gut darin, Diäten einzuhalten. Sie schränken Ihre Kalorien und Nahrung über eine gewisse Zeit ein. Wenn Sie das tun, signalisieren Sie Ihrem Gehirn, dass Sie im Mangel leben. Wenn es dann doch einmal Kalorien sieht, ist es nur natürlich, dass es sie horten will. Lösen Sie sich aus diesem Kreislauf aus Mangel und Überschuss und essen Sie reichlich gesunde Lebensmittel. Dann kann die Verzichtsfalle Ihnen beim nächsten Mal nichts mehr anhaben. *Carpe diem!*

Trigger Nr. 5 – Geldsorgen

Ich war wirtschaftlich meist erfolgreich. Mit 25 war ich praktizierender Psychologe und begann gleichzeitig eine Karriere als Werbeberater der Industrie. Ich erinnere mich, dass ich direkt nach meinem Uniabschluss ein Proposal für 50 000 Dollar schrieb. Ich konnte es gar nicht glauben, bis ich den Scheck in Händen hielt. In meinen Dreißgern baute ich mir in einer New Yorker Vorstadt eine Praxis für Kinder-

und Familientherapie auf. Ich liebte meine Arbeit und wurde binnen 18 Monaten von Klienten überflutet. Dann entwickelte ich ein Forschungsprotokoll und verkaufte ein darauf basierendes Programm für rund eine Million Dollar an Bausch + Lomb. Ich kam mir wie Midas persönlich vor.

Das alles änderte sich mit 37. Ein betrunkener Fahrer rammte mein Auto und verursachte dabei eine nicht diagnostizierte Verletzung, die mir zehn Jahre lang Migräne eintrug, wenn ich zu lange am Computer arbeitete. Dazu kam eine unerkannte Lymeborreliose, die eine Behandlung meiner Migräne nahezu unmöglich machte. Schließlich nahmen meine Frau und ich viel Geld in die Hand und bauten das schickste und modernste Marktforschungszentrum für Fokusgruppen auf Long Island. Wir stellten zwanzig Leute ein und verdienten rund 150 000 Dollar im Monat.

Und dann kam der 11. September 2001. Wir saßen knapp außerhalb der Stadt. Niemand wollte mehr für Marktforschung nach New York fliegen. Das Geschäft verlagerte sich ins Internet, wo die großen Konzerne es sich gierig aneigneten. Niemand wollte mehr Angestellte durch die Welt reisen lassen, um Fokusgruppen zu beobachten. Wir aber hatten eine Zehnjahrespacht, hatten ein Vermögen investiert und waren faktisch im Eimer.

Das Fiasko zog sich über zwei Jahre hin, bis wir aussteigen konnten. Wir verloren alles, was wir hatten, und mehr. Der Verlust betrug rund zwei Millionen Dollar. Das ist nicht wie die Autoschlüssel verlieren: Sie müssen keine zwei Millionen Dollar haben, um zwei Millionen verlieren zu können. Wir steckten bis zum Hals in Schulden.

In dieser Zeit habe ich massiv zugenommen und mich bei der Jagd nach Trost durch Pizza, Schokolade und Pop-Tarts noch kränker gemacht (das war vor der Zeit von *Nie wieder Fressattacken*).

Ich war fett, krank und pleite.

Dabei hätte ich nur pleite sein müssen!

Ich hätte viel besser mit all den nach Geld verlangenden Lieferanten, dem unglaublichen Stress, geschätzte Angestellte entlassen zu müssen, und den ewigen Auseinandersetzungen mit meiner Frau umgehen können.

Ich hätte all das so viel besser managen können, wenn ich einfach nur pleite gewesen wäre!

Ohne den Schweinefraß in meinen Adern.

Ohne die Belastung durch 30 bis 40 Kilo Übergewicht zusätzlich zu den finanziellen Sorgen.

Und wissen Sie, was? Da waren keine finsteren Männer, die mein Haus, mein Auto, meinen Computer weggenommen hatten.

Oder mein *gesundes* Essen und mein Laufband.

Das ist die Lektion, die ich Ihnen mitgeben will!

Sie müssen nicht fett, krank und pleite sein. Wenn Sie sich vom Schweinefraß fernhalten, können Sie tatsächlich viel besser mit finanziellen Problemen umgehen! Und vielleicht gehen Sie noch nicht einmal pleite.

Aber selbst wenn, kann ich Ihnen aus Erfahrung sagen, dass das unendlich viel besser ist als fett, krank und pleite (ich habe einige Jahre gebraucht, um endlich dauerhaft abzunehmen, und die Blutfette haben die Diagnose der Ursache meiner Migräne erschwert).

Ich habe einen fantastischen Podcast über diese ganze Erfahrung gemacht: https://www.neverbingeagain.com/TheBlog/psychology-of-eating/my-most-listened-to-teleconference-ever/ [nur in englischer Sprache verfügbar; Anm. d. Red.]

Trigger Nr. 6 – Stress und Überforderung

> Mann, das ist einfach alles zu viel! Wir haben viel zu viele Probleme und Verpflichtungen. Kein Mensch sollte all das auf sich nehmen müssen. Das ist doch unmenschlich. Du kannst doch nicht ernsthaft von uns erwarten, dass wir all das ohne wenigstens ein kleines bisschen Schweinefraß durchstehen! Wie grausam und unmenschlich bist du eigentlich?

Vielleicht würde das auch Ihr Vielfraß gerne sagen. Wenn wir es aber genauer betrachten, ergibt dieser Vielfraßschrei keinen Sinn, denn eine Fressattacke löst keine Probleme. Sie schenkt uns je nach Art des Schweinefraßes nur für etwa 18 bis 39 Minuten ein Hoch (den Kalorienrausch), bevor wir brutal abstürzen. Dann müssen wir uns erst einmal über Stunden (wenn nicht Tage) wieder von dem Chaos erholen, das das Hoch mit Blutzucker, Verdauung, Blutdruck usw. angerichtet hat.

Nein, Schweinefraß löst keine Probleme, er schafft sie erst.

Wenn Sie schon sechs Probleme haben und dann völlern, haben Sie hinterher sieben Probleme.

Fressattacken schaden Ihrer Produktivität, führen zu mehr Überforderung und machen mehr Arbeit.

Trigger Nr. 7 – Alleinsein

Meine Klienten erzählen oft, dass Alleinsein eine große Gefahr von Fressattacken birgt. In dieser Situation scheinen all die Beutel und Schachteln voller Junkfood besonders verlockend. Manche meiner Klienten haben sogar Angst vor dem Alleinsein entwickelt und versuchen alles, um es zu vermeiden!

Dabei ist das Alleinsein eine wunderbare Gelegenheit, sich über die eigenen Fortschritte zu freuen. Oder achtsam etwas Gesundes zu essen und jeden einzelnen Bissen zu genießen, der Körper, Geist und Seele nährt.

Wenn man für sich ist, kann man Tagebuch führen, Probleme lösen und Pläne für die Zukunft schmieden.

Wir können Fotos unserer Lieben betrachten und dankbar für alles sein, was sie zu unserem Leben beigetragen haben.

In der Zeit, in der wir allein sind, können wir Einsichten gewinnen und durch Nachdenken und Reflexion Durchbrüche erzielen.

Wir können laut singen, ein neues Projekt beginnen, ein Nickerchen machen, dem Hund zuschauen oder uns selbst umarmen.

Wenn wir allein sind, können wir einfach atmen und sein!

Ihrem Vielfraß fällt nichts Besseres ein, als Zeiten des Alleinseins mit Fressattacken und Schweinefraß zu füllen.

Schwachsinn!!!

Ich bin in Ihren Zeiten des Alleinseins bei Ihnen und überlege immer, wie ich Ihnen noch besser helfen kann.

Zeit alleine ist wertvoll.

PS: Wenn Sie es wirklich hassen, alleine zu sein, müssen

Sie das auch nicht. Es gibt buchstäblich Hunderte Foren im Internet, wo Menschen gerne mit Ihnen chatten und Sie unterstützen. Suchen Sie einfach in Facebook- und Google-Gruppen nach einem Thema, das Sie am meisten interessiert, und machen Sie einfach mit. Man kann Einsamkeit überwinden. Ihr Vielfraß möchte nicht, dass Sie das wissen, weil er dann nämlich Folgendes sagen kann:

> Wenigstens haben wir Schweinefraß zur Gesellschaft, das ist doch schon mal was. Können wir jetzt bitte fressen? Bitte, bitte? Och, komm schon! Biiiitte!!

Zum Teufel damit! Kümmern Sie sich um sich selbst und stecken Sie den Vielfraß zurück in seinen Käfig.

Trigger Nr. 8 – Schamgefühle

Wie soll man mit Scham und Verzweiflung im Zusammenhang mit Essen umgehen? Scham und Verzweiflung sind zwei der wichtigsten Waffen Ihres Vielfraßes. Nehmen wir mal an, der Vielfraß hat eine Lücke in Ihrem Essensplan gefunden:

Sie sind ausgegangen, haben ein kleines bisschen zu viel getrunken und als Sie nach Hause gekommen sind, hat der Vielfraß Ihre Schwäche für eine unfassbar grauenhafte Fressattacke ausgenutzt. :-(

Sie haben sich die ganze Nacht im Bett hin- und hergewälzt und versucht, diese Riesenmenge Essen zu verdauen.

Sie stehen am nächsten Morgen nach nur wenigen Stunden Schlaf mit Magenschmerzen, Blähungen und Kopfschmerzen auf, schaffen es kaum, sich die Zähne zu putzen und zu duschen, geschweige denn durch den Tag zu kommen.

Da fängt Ihr Vielfraß an zu quäken:

»Du bist so ein Versager«, flüstert er Ihnen ins Ohr.

»Du wirst nie schlank und gesund sein«, kichert er.

»Du bist wertlos«, zischt er.

»Wir können genauso gut gleich aufgeben und einfach fett und glücklich sein.«

Alles Lügen! Ihr Vielfraß will Sie nur für die nächste Fressattacke weichkochen.

Er will Ihr Selbstbild schwächen, sodass Sie sich unfähig fühlen, zu widerstehen. Im Prinzip sagt er: Das Leben ist elend, weil du erbärmlich bist, aber es gibt immer noch ein Gutes – lass uns fressen!

Zusammengefasst: Jeder einzelne unsichere, schamvolle und verzweifelte Gedanke im Zusammenhang mit Essen ist nur Ihr Vielfraß, der Sie zur nächsten Fressattacke überreden will.

Wenn Sie also diese Gedanken hören, sagen Sie: »Schnauze, Vielfraß! Ich weiß, was du vorhast! Zurück in deinen Käfig!«

Und dann machen Sie entweder mit dem Essensplan weiter, der für Sie am besten funktioniert, oder Sie passen ihn so an, dass Ihr Vielfraß Sie nicht wieder reinlegen kann.

Trigger Nr. 9 – Angstgefühle[7]

Es stimmt, dass bestimmte Lebensmittel Angstgefühle reduzieren helfen können, aber als Mittel gegen Fressattacken müssen wir sie gezielt in unsere Ernährung einplanen und nicht nur als Impulslösung, denn Fressattacken verstärken Angstgefühle viel mehr, als es ein Lebensmittel allein bewältigen kann. Beachten Sie das *Nie wieder Fressattacken*-Prinzip, Ihre Essentscheidungen vom Emotionalen ins Rationale zu verlagern! Nutzen Sie Online-Rechner und/oder sprechen Sie mit einem Ernährungsberater, um bestimmte Nährstoffdefizite in Ihrer Ernährung auszuschließen.

Lebensmittel und Nährstoffe, die helfen können, Angstgefühle zu reduzieren:

* Magnesium: Eine magnesiumarme Ernährung hat im Laborversuch mit Mäusen zu verstärkten Angstgefühlen geführt. Magnesiumreiche Lebensmittel sind unter anderem Blattgemüse wie Spinat und Mangold, Hülsenfrüchte, Nüsse, Samen und Vollkorngetreide.
* Stabiler Blutzuckerspiegel: Lassen Sie keine Mahlzeiten aus, sonst werden Sie zittrig.
* Omega-3-Fettsäuren von öligem Fisch wie Wildlachs.
* Probiotika: vor allem bei Sozialphobien.
* Antioxidantien: Angstgefühle stehen wohl auch im Zusammenhang mit einem Mangel an Antioxidantien.

Eine andere Sichtweise ist, dass Schweinefraß gegen Angstzustände dem Vielfraß sagt, dass Sie mit der Angst selbst nicht umgehen können, und das wollen wir ja nicht. Sie wollen dem Vielfraß zeigen, dass Sie bereit sind, jede emotionale Unannehmlichkeit in Kauf zu nehmen, um sich an Ihren Essensplan zu halten. Aus dieser Perspektive betrachtet ist Angst eine Gelegenheit, Ihren inneren Vielfraß leiden zu lassen, weil er sich erst auf seine große Chance freut und dann umso entmutigter ist, wenn Sie ihn nicht füttern. Gut so!

Hier ist ein wichtiger Gedanke, wenn Sie es mit Angstgefühlen zu tun bekommen:

> »Den Albtraum, den wir am meisten fürchten,
> haben wir bereits durchlebt.«
> – *D. W. Winnicott*

In meinen mehr als dreißig Berufsjahren mit buchstäblich Tausenden Patienten und Klienten – ganz zu schweigen von gnadenloser Gewissensprüfung und Therapie – ist dieser Satz des Kinderpsychologen Donald W. Winnicott eines meiner Lieblingszitate. Menschen (mich eingeschlossen) quälen sich unablässig mit der Frage »Was ist, wenn dies oder das passiert?«, wenn es ganz klar der Schmerz dessen ist, was längst passiert ist, den sie erneut durchleben und auf ihre gegenwärtige Situation projizieren.

- »Was ist, wenn mein Geschäft scheitert?« – In Wahrheit durchleben Sie die Unsicherheit einer vergangenen Erfahrung.
- »Was, wenn mich die Liebe meines Lebens verlässt?« – In Wahrheit ist das der wiedererwachte Schmerz eines früheren Verlusts.
- »Was, wenn ich ernsthaft erkranke und mich nicht mehr bewegen kann und/oder meine Unabhängigkeit verliere?« – In Wahrheit ist das der Schmerz, das Leben bisher nicht in Fülle gelebt zu haben.

Das Problem dabei ist, dass wir in der Vergangenheit leben und so eine selbst erfüllende Prophezeiung schaffen.

- Wenn Sie sich unablässig um Ihr Geschäft sorgen, vergeuden Sie die Energie, um Ihr Geschäft aufzubauen und die vor Ihnen liegenden Chancen zu erkennen.
- Wenn Sie unablässig Angst haben, verlassen zu werden, leben Sie nicht in der Gegenwart und schaffen keine tiefgehende Beziehung, sodass die Wahrscheinlichkeit wächst, dass er oder sie Sie tatsächlich verlässt.
- Wenn Sie sich beständig um Ihre Gesundheit sorgen, vergeuden Sie mentale Energie, die Sie darauf richten könnten, an Ihrer Gesundheit und Fitness zu arbeiten, und fühlen sich nicht so gesund, wie Sie es eigentlich könnten.

Wenn ich mich in einer solchen Angstsituation wiederfinde, frage ich mich: »Inwiefern gleicht das bereits Erlebtem, und wie unterscheidet es sich davon?«

Das beruhigt mich meist so weit, dass ich mich wieder auf die Gegenwart konzentrieren kann, darauf, mein Leben und meine Beziehungen zu verbessern und meine Ziele zu erreichen.

»Den Albtraum, den wir am meisten fürchten, haben wir bereits durchlebt.«

Trigger Nr. 10 – Apathie:
Wenn Ihnen alles egal ist

Was ist, wenn es Sie einfach nicht kümmert, ob Sie Fressattacken haben?

Einer der am schwersten auszuhaltenden Vielfraßschreie ist:

> Scheiß drauf! Mir ist mein dämlicher Essensplan komplett egal – lassen wir den Vielfraß raus!

Das ist eine Spielart der gewollten Vielfraßparty. Die Lösung besteht aus zwei Teilen. Ja, Sie wollen Ihre Motivation stärken. Schreiben Sie eine Liste, warum Sie das wollen, welche Zukunft Sie sich aufbauen wollen, und lesen Sie sich die Liste jeden Tag laut vor. Schreiben Sie auch auf, welche Zukunft Sie vermeiden wollen!

Noch wichtiger ist aber, dass Sie sich selbst eine verrückte Frage beantworten: Warum sollte es Sie kümmern? Warum soll es nicht ein paar Dinge geben, die Sie zu Ihrem eigenen Besten tun, egal, ob Ihnen danach ist oder nicht? Warum müssen Sie Ihre Gefühle lieben? Warum können Sie sich nicht gesund ernähren, ungeachtet dessen, wie Sie sich fühlen?

Ich habe zum Beispiel keine Lust, Zahnseide zu verwenden. Ich hasse es sogar. Es gibt sicher keine emotionale Motivation, die mir das angenehmer machen kann. Aber wissen Sie, was? Ich mache es trotzdem.

Manche Menschen bringen sich sogar dazu, sich selber Gutes zu tun, weil es ihnen egal ist.

Die Lüge im Vielfraßschrei »Es ist dir egal, deswegen musst du fressen« ist das Wort »deswegen«. Es wird einfach Zeiten geben, in denen es Ihnen egal ist. Desinteresse ist ein natürlicher Teil der Gesundung. Das ist okay, es kann Ihnen auch egal sein, Sie müssen nur tun, was richtig ist.

Nimm dies, du Vielfraß!

Aber es gibt noch einen bedeutenden Teil der Lösung …

**Vergessen Sie nicht, dass es Sie kümmert,
Ihren Vielfraß aber nicht!**

Wenn es Ihnen wirklich egal wäre, hätten Sie nicht so weit gelesen. Es ist Ihnen aber alles andere als egal, doch Ihrem Vielfraß geht es am A… vorbei. Der Gedanke »Es ist mir egal« ist nur Ihr Vielfraß, der das tut, was er immer tut: Er lügt, damit Sie glauben, das seien Ihre eigenen Gedanken, aber das stimmt nicht! (Ein großer Teil meiner Arbeit besteht darin, Menschen mit Fressattacken beizubringen, wie sie ihre Identität radikal von den fiesen Gedanken des Vielfraßes trennen können.)

Trigger Nr. 11 – heimliches Essen

Als ich 17 war, verreisten meine Eltern und verboten meiner 15-jährigen Schwester Laurie, in ihrer Abwesenheit Pizza zu essen, weil sie bereits von einer Erkältung völlig verschleimt war und sie Angst hatten, dass Milchprodukte es noch verschlimmern könnten.

Was glauben Sie wohl, was eine 15-Jährige tut, der man Pizza verbietet?

Sie bestellt selbstverständlich Pizza.

Kurz bevor meine Eltern wieder nach Hause kamen, war ich bei einem Freund zu Besuch und erhielt einen panischen Anruf von meiner Schwester:

»Glenn … du musst mir helfen … das Badezimmer ist total verrußt, was soll ich nur tun?«

»Wie jetzt, ›das Badezimmer ist total verrußt‹?«, fragte ich.

»Glenn, ich habe die Pizzaschachtel in der Badewanne verbrannt.«

»Warum?«

»Um die Beweise zu vernichten.«

Ich werde nie erfahren, warum Laurie die verdammte Schachtel nicht einfach in die Mülltonne der Nachbarn gestopft hat, aber darum geht es ja auch gar nicht.

Meine Schwester aß heimlich!

Wenn Ihr Vielfraß Sie zum heimlichen Essen verführt, will er Ihnen Scham- und Schuldgefühle machen.

Scham und Schuld zermürben Sie nämlich, und Ihr Vielfraß will Sie um jeden Preis zermürben, damit Sie zu schwach sind, seinen dummen Gelüsten zu widerstehen.

Ich habe lange gebraucht, um das zu begreifen!

Übermäßige Scham und Schuldgefühle werden fast immer durch eine Fressattacke ausgelöst!

Der Vielfraß will, dass Sie diese Gefühle haben, um Sie davon zu überzeugen, dass Sie ein erbärmlicher Mensch sind, der nichts Leckerem widerstehen kann. Sie können also auch gleich aufgeben und ein »glücklicher fetter Mensch« sein. Sie verdienen es ja gar nicht, schlank zu sein.

Er wird Ihnen alles Mögliche erzählen, damit Sie weiter Schweinefraß fressen!

Wenn Sie also heimlich essen, müssen Sie sich fragen, warum.

»Warum kann (oder will) ich das nicht vor den Augen anderer essen?«

Heimliches Essen ist ein deutliches Signal, dass Sie Ihren Essensplan überarbeiten müssen.

Wenn es hundertprozentig Ihr Plan ist, sollten Sie auch absolut zufrieden mit allem sein, was Sie essen.

Vor den Augen anderer!

Dann kann Ihr Vielfraß Sie nämlich nicht mehr mit Scham und Schuld zermürben, sodass Sie der nächsten Fressattacke nicht mehr widerstehen können.

Heimliches Essen ist wie eine Warnleuchte Ihres Essensplans. Wenn Sie sich dabei ertappen, fragen Sie sich, ob Sie wirklich an Ihren Essensplan glauben, und passen Sie ihn an, bis Sie das tun. Und dann essen Sie mit Freude und ohne jede Scham!

Trigger Nr. 12 – Gefühl der Machtlosigkeit

Sie können fast jedes Fressattackenproblem überwinden, solange Sie einen Kardinalfehler vermeiden. Wissen Sie, welchen? So zu tun, als seien Sie Essen gegenüber hilflos. Als gäbe es da …

»Eine geheimnisvolle Kraft, die Sie überwältigt, Sie praktisch bewusstlos schlägt, Ihnen die Autoschlüssel abnimmt, Sie in Ihrem Auto zum Supermarkt fährt, das Auto parkt, in den Laden geht, jeglichen Schweinefraß aussucht, den der Vielfraß haben will, zur Kasse geht, das Geld aus Ihrem Portemonnaie nimmt und bezahlt, den Einkauf ins Auto lädt, die Packung mit Ihren Händen aufreißt und den ersten Bissen in Ihren Mund stopft, kaut und schluckt.«

Das ist Unfug! Sie können während dieses Vorgangs jederzeit einschreiten und das Geschehen stoppen. Ihr Vielfraß möchte nur, dass Sie sich machtlos wähnen. Er will nicht, dass Sie erkennen, jederzeit das Ruder herumreißen zu können.

Er sagt, Sie seien machtlos, krank, ein willenloses Kind angesichts all der Beutel, Schachteln und Dosen, die irgendein Profiteur im Anzug für Ihren Vielfraß ins Regal gestellt hat.

Entschließen Sie sich hier und jetzt, niemals vorzugeben, Sie seien Essen gegenüber machtlos. Egal, wie ausgeliefert Sie sich stunden-, tage- oder jahrelang gefühlt haben, Sie können das Ruder wieder übernehmen.

Sie können den Kurs ändern.

Sie können sich selbst für absolut sicher erklären, dass Sie die Kontrolle haben, und beschließen, was für Sie persönlich gesundes Essen und Verhalten bedeutet.

Dann lauschen Sie, wie Ihr Vielfraß Sie vom Gegenteil überzeugen will, und ignorieren den Trottel.

Das Gefühl der Machtlosigkeit ist die Krankheit.

Trigger Nr. 13 – intuitives Essen

Es gibt im Prinzip drei Philosophien, mit denen man Essprobleme angehen kann:
- Nie wieder Fressattacken: Ein auf Regeln basierendes System, demzufolge Sie klare, unmissverständliche Grenzen zwischen gesundem und ungesundem Essen und Verhal-

ten ziehen und nie mehr ungesunde Dinge tun oder essen sollen. Es schreibt keine speziellen Lebensmittel vor, aber Sie wissen immer, wo die Trennlinie verläuft (zum Beispiel: »Ich werde Schokolade nur noch an Sonntagen essen«). Wenn Sie nämlich nicht wissen, wohin Sie gehen, verlaufen Sie sich. Dann können Sie die klaren Grenzen nutzen, um Ihr Denken in konstruktive und destruktive Essensgedanken zu trennen und sich vollständig mit den konstruktiven zu identifizieren, während Sie destruktive Gedanken für immer einem fiktiven Wesen namens »Vielfraß« zuschreiben (Sie können auch ein anderes Wesen wählen, mit dem Sie niemals kuscheln wollen). Damit befreien Sie sich von Zweifeln und Ablenkungen und können Ihre ganze Energie auf Ihr Ziel konzentrieren. Passiert Ihnen ein Fehltritt, nehmen Sie ihn ernst, analysieren, was schiefgelaufen ist, nehmen notwendige Anpassungen vor und verzeihen sich dann in Würde. Sie essen in den Grenzen Ihrer Regeln intuitiv, so wie Sie intuitiv an roten Ampeln und Stoppschildern anhalten. Schließlich kultivieren Sie das Selbstvertrauen, dass Sie die Kontrolle haben, wie sich Ihre körperlichen Bedürfnisse ausdrücken (Anmerkung: Die meisten Diäten beruhen ebenfalls auf Regeln: Man zählt Punkte, Kalorien usw.).

• Intuitives Essen: Beim intuitiven Essen geht es darum, dass Sie alle Regeln vermeiden, die zwischen gesundem und ungesundem Essen unterscheiden, und sich stattdessen auf das intuitive Wissen Ihres Körpers verlassen, was er wann und in welchen Mengen braucht. Dieser Philosophie zufolge löst jede Einschränkung beim Essen eine Fressattacke aus und ist zudem für ein mangelndes Selbstwertgefühl verantwortlich, das viele Überesser erfahren. Sie bezeichnet sich selbst nicht als Diät, was sie in Wirklichkeit aber ist, und empfiehlt, sich außerhalb der Diät-

Denkweise zu ernähren. Intuitive Esser sollen sich selbst erlauben, ohne Schuldgefühle so viel zu essen, wie sie wollen und was sie wollen. Sie gesunden, indem sie die Diät-Mentalität zurückweisen, den Hunger würdigen, Frieden mit dem Essen schließen, sich der »Essens-Polizei« widersetzen, lernen, das Sättigungsgefühl zu erkennen, sich auf die Wunscherfüllung konzentrieren, lernen, ohne die Hilfe von Essen mit Emotionen umzugehen, ihren Körper respektieren, sich so viel bewegen, wie sich gut anfühlt, statt so viel, wie sie »sollten«, und ihre Gesundheit im Auge haben, indem sie darauf achten, welche Empfindungen das Essen bei ihnen auslöst.

- 12-Schritte-Programme: Die 12-Schritte-Programme der Anonymen Überesser beruhen darauf, dass Überessen eine auf »unwiderstehlichen Impulsen« beruhende Krankheit ist und dass der Süchtige unfähig ist, sich selbst zu helfen. Sie postulieren zudem, dass man lebenslang mehrere Zusammenkünfte pro Woche braucht und einen Sponsor oder Paten benötigt. Sie kultivieren die Angst vor Impulsen und fordern eine tiefgreifende moralische Inventur und die Missionierung anderer.

Sie können *Nie wieder Fressattacken* in die Prinzipien des intuitiven Essens integrieren, wenn Sie bereit sind, innerhalb der Grenzen, die Sie mit den *Nie wieder Fressattacken*-Regeln aufgestellt haben, intuitiv zu essen. Das ist sehr ähnlich der Art und Weise, wie Sie mit roten Ampeln und Stoppschildern umgehen. Sie denken nicht unablässig über die Verkehrsregeln nach, Sie »kennen« sie einfach und verlassen sich ansonsten auf Ihre Instinkte.

Allerdings geht *Nie wieder Fressattacken* davon aus, dass unsere Hungersensoren durch all die superattraktiven Mengen an Stärke, Zucker, Fett, Salz und Exzitotoxinen absichtlich verbogen (und oft zerstört) wurden, die von den Forschungslaboren der Lebensmittelkonzerne mit Milliardenbudgets entwickelt wurden ... unterstützt von der Werbeindustrie, die uns profitträchtig glauben macht, dass wir all diese Dinge zum Leben benötigen.

Wenn die Dinge noch so wären wie vor 100 000 Jahren, als wir alle noch ohne all die Tüten, Schachteln und Dosen in den Tropen lebten, würde niemand die *Nie wieder Fressattacken*-Regeln brauchen, und intuitives Essen wäre tatsächlich die beste Wahl. Aber in unserer heutigen Welt werden wir unablässig mit toxischen Genüssen bombardiert, auf die uns die Evolution nicht vorbereitet hat. Deshalb brauchen wir eine regelbasierte, durchdachte Abwehr, um zu überleben.

Wenn Sie sich je zum intuitiven Essen hingezogen gefühlt haben und es Ihren Fortschritt hemmt, fragen Sie sich mal, ob »intuitives Rauchen« Sinn ergibt. Manche Dinge gehören einfach nicht in den menschlichen Körper. Wenn es völlig legal ist, dass die Lebensmittelindustrie aromatisierte Pappe ins Essen schmuggelt (das ist kein Witz!), muss dann nicht jemand aufstehen und klar erkennbare Grenzen zwischen gesundem und ungesundem Essen fordern – nicht nur als gute Idee, sondern als Notwendigkeit?

Nie wieder Fressattacken ist mit Ausnahme der Notwendigkeit eines durchdachten Essensplans mit der 12-Schritte-Philosophie in jeder Hinsicht unvereinbar.

Verfechter dieser Philosophie behaupten, dass Sie sich nicht beherrschen können und den Impuls zum Überessen fürchten müssen. Sie sagen, Sie seien anormal und litten an einer chronischen, fortschreitenden und mysteriösen Krankheit und müssten deshalb Ihr Leben lang Ihrem Programm folgen. *Nie wieder Fressattacken* geht im Gegensatz dazu davon aus, dass Sie lediglich einen gesunden Appetit haben, der von der Industrie gründlich korrumpiert wurde. Zudem fehlt es Ihnen an den notwendigen Abwehrmechanismen, die jeder in kurzer Zeit erlernen kann (mehr zu den Problemen mit dem 12-Schritte-Ansatz lesen Sie beim nächsten Auslöser).

Allgemein gesprochen werden Sie Probleme damit bekommen, *Nie wieder Fressattacken* mit den beiden anderen Philosophien zu kombinieren, weil sich die zugrunde liegenden Prinzipien widersprechen und gegenseitig ausschließen.

Ich behaupte nicht, dass man mit den anderen Herangehensweisen keinen Erfolg haben kann. Ich halte es für das Beste, wenn Sie selbst entscheiden, welcher Sie folgen, und sich dann entschlossen daran halten, weil Sie sonst scheitern werden.

Trigger Nr. 14 – die 12-Schritte-Mythologie

Was ist an den 12-Schritte-Programmen falsch? (Meine Meinung!) Ich treffe in meinen Programmen viele Menschen, die Probleme damit haben, langfristig mit 12-Schritte-Programmen erfolgreich zu sein. Ich habe sogar mal dazugehört und geglaubt, das sei ganz und gar mein Problem. Heute bin ich vom Gegenteil überzeugt.

Achtung: Bevor ich Ihnen meine Gründe nenne, möchte ich bemerken, dass es für manche Menschen wirklich funktioniert. Wenn Sie dazugehören, sollten Sie eventuell in diesem Kapitel nicht weiterlesen, denn das Letzte, was ich will, ist, Ihren Erfolg zu ruinieren.

Jetzt aber zu meinen Gedanken, was ich an den 12-Schritte-Programmen für fundamental falsch halte:

1. Die 12-Schritte-Programme – auch die für Überesser – behaupten, Sucht sei eine Krankheit und keine Wahl. Dafür gibt es praktisch keinen Beleg. Meist wird auf sichtbare neurologische Veränderungen im Gehirn Süchtiger verwiesen. Was dabei aber nicht erwähnt wird, ist, dass man die gleichen Veränderungen feststellen kann, wenn Menschen wiederholt Vergnügen aus irgendeiner Aktivität ziehen. So hat man zum Beispiel bei Taxifahrern dieselben Veränderungen gefunden. Ist Taxifahren etwa eine Krankheit? Sind Taxifahrer ihrem Drang, zu fahren und Fahrgäste zu transportieren, wehrlos ausgeliefert? Gibt es wirklich »zwanghafte Taxifahrer«?

Wenn ich mal als Laie statt als Psychologe sprechen darf, weil das Folgende gegen die Berufsstandards meiner Profession verstoßen könnte: Ich bin felsenfest überzeugt, dass das Überessen nicht durch eine chronische, fortschreitende, mysteriöse Krankheit verursacht wird, der gegenüber man wehrlos ist. Ich glaube eher an die folgenden Ursachen:

- Der Fehlglaube, dass industriell erzeugtes superattraktives Gift in Wirklichkeit eine Leckerei ist.
- Milliardenbudgets der Lebensmittelindustrie, mit denen sie einen künstlich aufgeblasenen Genuss erzeugt, auf den die Evolution uns nicht vorbereitet hat.
- Verpackungsdesign, das diese Gifte wie etwas Gesundes und Natürliches erscheinen lässt.
- Gigantische Werbeetats, die das alles »unwiderstehlich« wirken lassen.
- Weitere Milliarden, die in der Suchtbehandlungsindust-

rie verdient werden, die uns glauben macht, wir seien unfähig aufzuhören.

- Vor allem aber das Nichterkennen und Kontrollieren all der Gedanken und Gefühle, die zwischen Reiz und Handlung liegen. Diese kleine Stimme im Kopf, die »Gib mir den Fraß!« flüstert und alle möglichen scheinbar guten Gründe dafür anführt.

Die gute Nachricht ist, dass Sie keine »Behandlung« für Ihre nicht existierende Krankheit benötigen. Sie müssen nur klar definieren, wo für Sie die Grenze zwischen gesundem und ungesundem Essen liegt, damit Sie endlich in der Lage sind, diese Stimme in Ihrem Kopf zu ignorieren, während Sie sich ausreichend und gesund ernähren!

2. Die 12-Schritte-Programme behaupten, der Süchtige sei unfähig, dem Suchtdruck zu widerstehen. »Keine Macht der Welt wird Ihnen helfen zu widerstehen!« (Sinngemäß aus dem Blauen Buch [*Anonyme Alkoholiker* von William Griffith Wilson; Anm. d. Red.] zitiert.) Deshalb sollen Süchtige Angst vor ihrem Körper entwickeln, statt die Beherrschung ihrer Impulse zu erlernen. Das führt zu einem zunehmenden Schwund von Eigenwirksamkeit und Selbstwertgefühl, was meiner Erfahrung nach zu einer zunehmend geringeren Lebensqualität meiner Klienten beigetragen hat.

3. Das Krankheitsmodell hat harsche Folgen. Menschen lernen, dass sie abnormal sind und einen Großteil ihres Lebens opfern müssen, um Zeit mit anderen Süchtigen zu verbringen, die auch behaupten müssen, unter einer mysteriösen chronischen und fortschreitenden Krankheiten zu leiden, und jederzeit einen Rückfall erleiden können. Das führt langfristig zu Depressionen und Angstzuständen, weil ja beständig die nächste Fressattacke über ihnen schwebt. Sie lernen sogar, dass Selbstvertrauen gefährlich ist, wo meiner Erfahrung nach genau das Gegenteil der Fall ist!

4. 12-Schritte-Programme fördern Abhängigkeit. Sie sollen wie ein Kind handeln und Ihre Autonomie an einen Paten abtreten, weil Sie (dem Programm zufolge) unfähig sind, Ihr Leben wie ein Erwachsener zu organisieren. Sie machen sich also von einem anderen abhängig, der sagt, Sie könnten das Problem nicht selber lösen, und ohne jeden Beweis behauptet, dass Sie nicht aufhören können, weil Sie eine unbewiesene Krankheit haben.

5. 12-Schritte-Programme nutzen Menschen aus, die sehr verletzlich sind und Hilfe gegen ihr Überessen suchen, und erzählen ihnen, dass sie das nicht können. Dann sprechen sie in Parabeln und Mysterien, die die Logik verdrehen und der Vernunft widersprechen. Bei vielen dieser Menschen war das möglicherweise der einzige Moment, in dem sie bereit waren, sich zu ändern, aber man rät ihnen – meiner gar nicht mal so bescheidenen Meinung nach – das exakte Gegenteil dessen, was sie benötigen!

6. 12-Schritte-Programme setzen auf »Ein Tag nach dem anderen« und unsichere Abstinenz. In diesen Programmen hört man konstant den Slogan: »Ein Tag nach dem anderen – morgen völlere ich vielleicht wieder, aber für heute beschließe ich, es nicht zu tun.« Das mag eine Fressattacke eine Zeit lang aufschieben, aber ich halte es für einen gefährlichen Fehler, der es schließlich nur noch schlimmer macht.

Wie so häufig gibt es auch bei diesem System eine bedeutende Halbwahrheit – das macht es so verführerisch. Die Antwort auf viele Vielfraßschreie ist tatsächlich, sich auf den Augenblick zu konzentrieren. Aber der Teil des Schreis, der sagt »Du kannst überhaupt nicht wissen, was du morgen tust«, hängt ein Damoklesschwert über Ihrem Kopf auf und lässt es dort baumeln, als sei es nur eine Frage der Zeit bis zur nächsten »unabsichtlichen« Fressattacke. Das ist die Philosophie der 12-Schritte-Programme: Sie kultivieren Angst, wo sie eigentlich Selbstvertrauen fördern sollten.

Ich schlage vor, stattdessen zu sagen: »Ich völlere nie jetzt.« Weil es aber immer »jetzt« ist, bin ich mir hundertprozentig sicher, dass ich nie wieder völlern werde! Die Zukunft ist nichts anderes als eine unendliche Abfolge von »jetzt«. Während Sie diese Worte lesen, ist jetzt. Wenn Sie am nächsten Komma ankommen, ist immer noch jetzt, genauso beim nächsten Absatz. Verstehen Sie? Es ist schon wieder »jetzt«, oder? Morgen wird wieder »jetzt« sein, ebenso wie nächste Woche oder am 24. April 2072.

Es ist immer jetzt!

Wenn Sie also wirklich nie mehr »jetzt« völlern können und dabeibleiben, können Sie absolut sicher sein, dass Sie nie wieder völlern werden! Sie müssen sich nicht als hilfloses, kleines, elendes Menschlein fühlen, das dem Morgen nicht gewachsen ist und entgegen aller Hoffnung hofft, dass irgendeine mysteriöse Macht es vor sich selber rettet. Sie können sich sicher sein, dass morgen wieder jetzt sein wird, und das haben Sie ja im Griff! Entwickeln Sie Selbstbewusstsein, Hoffnung und Enthusiasmus. Denken Sie optimistisch, übernehmen Sie die Verantwortung für das Jetzt und hören Sie auf, Ihre körperlichen Impulse zu fürchten.

Wenn Menschen bereit sind, etwas mit ihrem Leben anzufangen, brauchen sie einen Schub Selbstvertrauen, Klarheit, Fokus und Motivationshilfen – und keinen großen Haufen unbewiesenes Geblubber in einer kuscheligen Wir-haben-uns-aber-alle-ganz-doll-lieb-Umgebung.

Ich bin wirklich ein mitfühlender Mensch. Wenn Sie eine Umarmung brauchen, bin ich gerne ein großer Teddybär, das kann Ihnen jeder bestätigen, der mich kennt. Aber wenn Sie wollen, dass ich Sie anlüge und Ihnen erzähle, Sie könnten sich selbst nicht in den Griff bekommen; wenn Sie erwarten, dass ich Ihnen erzähle, dass Sie bestenfalls für eine gewisse Zeit aufhören können, sich selbst zu hassen; wenn Sie von mir irgendeine absurde Ausrede hören wollen, warum Sie sich nicht dem zu stellen brauchen, was Sie gegen Ihr Essproblem unternehmen müssen (wie Sie in Ihrem tiefsten Inneren selbst wissen) ... dann bin ich der falsche Ansprechpartner, denn das ist meiner gar nicht so bescheidenen Meinung nach alles kompletter Bockmist. Ernsthaft.

Ich bin zutiefst davon überzeugt, dass Sie Ihr Essproblem lösen können. Sie doch auch, oder?

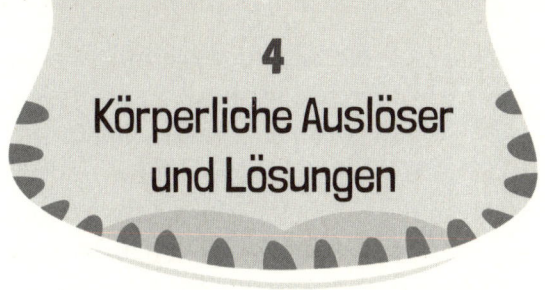

4
Körperliche Auslöser und Lösungen

Trigger Nr. 15 – völlern, obwohl Sie bereits satt sind oder sich Essen gegenüber machtlos fühlen

Ein Sattheitsgefühl als Auslöser für Fressattacken klingt zumindest widersprüchlich. Und doch ist bei zahllosen Überessern genau das der Fall! Es ergibt keinen Sinn, solange man es nicht in einen Kontext stellt.

Die meisten Überesser sind nämlich nicht nur nach Überessen, sondern auch nach übermäßigen *Diäten* süchtig. Indem sie völlern und dann verzweifelt versuchen, das mit den verschiedensten Diäten und/oder Fastenkuren wieder wettzumachen, versetzen sie ihren Körper in einen beständigen Ausnahmezustand aus Überschuss und Mangel.

Wenn Ihr Gehirn denkt, dass es über längere Zeit ohne Zugang zu lebenswichtigen Nährstoffen auskommen muss, sagt es sich natürlich beim ersten Anzeichen für ausreichende Kalorienverfügbarkeit: »Wir müssen jetzt Nahrung horten.«

Ein solches Anzeichen ist das Sättigungsgefühl, denn wie sollten Sie sich satt fühlen, wenn es gerade nicht genügend Nahrung gibt?

Die Lösung ist nicht irgendein magisches Mantra, das Sie wiederholen, sobald Sie den Drang zum Völlern verspüren, weil Sie letztlich etwas zu viel gegessen haben (auch wenn

Sie »Gefühle sind keine Fakten« sagen und dem körperlichen Bedürfnis widerstehen können).

Die Lösung besteht vielmehr darin, sich selbst aus dieser Überschuss-und-Mangel-Mentalität zu lösen, indem Sie regelmäßig und verlässlich ausreichend Kalorien und Nährstoffe zu sich nehmen, sodass Ihr Gehirn nicht in Panik gerät und zu horten beginnt.

Das bedeutet, dass Sie am Morgen nach einer Fressattacke und an jedem Tag danach frühstücken müssen.

Wenn Sie abnehmen müssen, berechnen Sie mithilfe eines Kalorienrechners (online) ein kleines Kaloriendefizit und/oder konsultieren einen Ernährungsberater oder Arzt. Wenn man nicht mehr als ein oder zwei Pfund die Woche abnimmt, fällt es meiner Erfahrung nach leichter, mit dem Fressimpuls umzugehen, als wenn man sich zu voll fühlt. Ich persönlich rechne am liebsten mit einem Pfund pro Woche.

Was Sie schließlich noch beachten sollten, ist, dass sowohl mit dem Überessen als auch mit dem Diät-Teil des Überschuss-Mangel-Zyklus Hochgefühle verbunden sind. Sie müssen sich also an eine gleichförmigere Form der Energie gewöhnen, im Gegensatz zu der Achterbahn aus abwechselnden Fressattacken und Fastenkuren.

Ich hoffe, das ergibt einen Sinn.

Dann ist da noch dieses Gefühl des Kontrollverlusts, das dem Vielfraß zumindest bis zum Ende des Tages freie Hand lässt, zu tun, was er will.

> Du hast einen Fehler gemacht und total die Kontrolle verloren, und jetzt kann ich bis morgen essen, was ich will. Jippie!!! Jippie!!! Party!!! Los geht's! – *Liebe Grüße, Dein Vielfraß*

Wenn man mal nachdenkt, ist das natürlich Blödsinn:

- Wenn ein Bogenschütze das Ziel verfehlt, sagt er ja auch nicht: »Na gut, dann kann ich auch genauso gut den Rest meiner Pfeile ins Publikum schießen.«
- Wenn ein Wanderer ausrutscht, denkt er nicht: »Hmm, ich bin hingefallen. Eigentlich kann ich jetzt auch den Berg bis ins Tal hinunterrollen. Ist ja eh alles ruiniert!«
- Wenn Sie sich einen Zahn abbrechen, nehmen Sie auch nicht den Hammer und schlagen sich die übrigen Zähne auch noch aus.
- Wenn Sie in einer Prüfung eine Antwort nicht wissen, beantworten Sie alle anderen Fragen doch auch nicht einfach aufs Geratewohl.
- Wenn Sie sich die Finger an der Herdplatte verbrennen, drücken Sie ja auch nicht Ihre ganze Hand auf die Platte und sagen: »Vergiss es! Ich bin einfach ein erbärmlicher Herdplattenanfasser – völlig hoffnungsloser Fall!«
- Wenn ein Fußballer eine Flanke verschlägt, geht er ja auch nicht hin und kickt nur noch Bälle ins Publikum.
- Wenn Sie einen Strafzettel bekommen, sagen Sie nicht: »Egal, ich kann jetzt auch genauso gut alle Verkehrsregeln ignorieren und Vollgas geben.«
- Wenn Sie den Ball beim Tennis ins Netz schlagen, sagen Sie nicht: »Ach, ich hau alle meine Bälle gleich ins Netz – ich bin einfach ein schlechter Spieler.«
- Wenn Sie den Geburtstag Ihrer Frau vergessen, sagen Sie nicht: »Okay, das war's. Die Frau kriegt nie wieder auch nur eine Grußkarte von mir.«
- Wenn Sie einmal zu spät zur Arbeit kommen, kündigen Sie nicht einfach den Job.
- Wenn Sie sich den Zeh anstoßen, legen Sie nicht Ihren Fuß in einen Schraubstock und drehen zu.
- Wenn Sie Ihr Kind zu spät zur Schule bringen, sagen Sie

nicht: »Du brauchst eigentlich gar nicht mehr hinzugehen. Schade eigentlich!«

- Wenn Ihr Hund einen Haufen auf den Teppich setzt, sagen Sie nicht: »Dann kann er von jetzt an immer da hinmachen.«

Verstehen Sie, was ich sagen will?

Wenn Ihr Vielfraß aus seinem Käfig ausbricht, sperren Sie ihn einfach wieder ein.

Analysieren Sie, was passiert ist, und passen Sie Ihren Plan nach Bedarf an.

Aber sperren Sie ihn um Himmels willen wieder ein, vergeben Sie sich und verpflichten Sie sich erneut zur Perfektion!

Trigger Nr. 16 – zu hungrig

Ich ging einmal mit Freunden essen. Ein Mann, den ich gerade erst kennengelernt hatte, wurde sehr wütend, als er erfuhr, dass ich ein Buch übers Abnehmen geschrieben habe. Er hieb mit der Hand auf den Tisch und schimpfte: »Egal, was ihr verdammten Diätärzte erzählt, ich esse nicht, weil ich fett sein will, sondern weil ich so verdammt hungrig bin!!!«

Ein übermäßiges Hungergefühl ist zweifellos ein häufiger Auslöser, wenn nicht gar der häufigste.

> »Wir verhungern! Du musst einfach diese blöde Diät abbrechen, weil wir sonst sterben!«, sagt der Vielfraß. »Mach halt morgen damit weiter.«

Bevor Sie es sich versehen, sind Ihre schönsten Pläne dahin und Sie stecken den Kopf in einen Beutel Ihrer Lieblingssnacks.

Das muss aber nicht so sein.

Akzeptieren Sie zunächst, dass Ihr Hungeranzeiger kaputt sein könnte, und betrachten Sie die Sache *objektiv*.

Die Lebensmittelindustrie pusht künstlich erzeugte Konzentrationen von Stärke, Zucker, Fett, Salz und Exzitotoxinen, die unser Belohnungszentrum stimulieren, ohne zu sättigen. Milliardenschwere Forschungsbudgets stellen sicher, dass wir nicht mehr wissen, wann wir aufhören müssen, und das auch gar nicht wollen! Vergeben Sie sich selbst, wenn Sie mit Hunger kämpfen, der nichts mit Ihrer Kalorienaufnahme zu tun hat. Das ist so gewollt. Prüfen Sie lieber ganz nüchtern, ob Sie mehr oder weniger Nahrung brauchen, indem Sie sich von einem Ernährungsberater helfen lassen und/oder Ihre Kalorien mit einem der vielen Onlineprogramme zählen. Brauchen Sie wirklich gerade mehr Nahrung?

Solange Ihr Arzt nichts anderes rät, versuchen Sie, nicht zu schnell abzunehmen.

Meiner Erfahrung nach nehmen Menschen, die mehr als ein oder zwei Pfund die Woche abnehmen, alles wieder zu – und mehr. Das liegt daran, dass sie nun nicht mehr nur gegen das Überessen kämpfen, sondern auch gegen das übermäßige Fasten. Ihr Körper ist in einem Kreislauf aus Überschuss und Mangel gefangen und denkt, dass Kalorien Mangelware sind, deshalb versucht das Gehirn zu horten, wo es nur kann.

Sobald Sie sich objektiv sicher sind, dass Sie wirklich nicht mehr Nahrung brauchen, können Sie mit diesen Techniken das Überessen vermeiden, wenn Sie sich sehr hungrig fühlen:

- Genießen Sie den Hunger! Wenn Sie ernsthaft abnehmen, wird es Zeiten geben, in denen Sie sich hungrig fühlen, also lernen Sie am besten, sie zu genießen! Ihr Körper verbrennt dann nämlich eingelagertes Fett statt zugeführter Nahrung. Das ist ein gutes Zeichen und zum Abnehmen wichtig. Hunger bei einem ausreichend genährten Körper auszuhalten bedeutet, auch zu lernen, Ihre Impulse zu kontrollieren, statt sich zu ihrem Sklaven zu machen.

- Fassen Sie sich an Bauch, Po oder Hüfte und sagen Sie: »Weg mit dir! Weg!« Viel zu lange schon schleppen Sie dieses Mittagessen, Abendbrot oder Dessert zu viel mit sich herum. Genießen Sie es, dass es jetzt verschwindet. Fühlen Sie es. Rufen Sie: »Weg mit dir!«

- Machen Sie sich klar, dass man Sie nicht verhungert vor dem Kühlschrank finden wird! Es kann für einen gut genährten Körper Wochen (oder sogar Monate) dauern, bis er verhungert. Ich empfehle zwar nicht, Mahlzeiten auszulassen, aber solange Sie nicht krankhaft untergewichtig oder magersüchtig sind, ist die Wahrscheinlichkeit, dass die Zeitungen nächste Woche den Fund Ihres Skeletts mit verzweifelt nach der Kühlschranktür ausgestrecktem Arm auf ihren Titelseiten bringen, verschwindend gering. Wenn Sie es mit dem Abnehmen langsam und gleichmäßig angehen lassen, werden Sie irgendwann lernen müssen, sich mit Ihrem Hunger zu arrangieren. Das ist ein Zeichen der Überlegenheit, ein Zeichen, dass Ihr Körper genau das tut, was er soll: Er verbrennt all die Tüten, Schachteln und Dosen, ohne die Ihr Vielfraß angeblich nicht leben kann. Man wird Ihre Knochen nicht vor dem Kühlschrank finden, okay? Meine schon mal gar nicht! Packen Sie also diese überflüssigen Pfunde an und rufen Sie zusammen mit mir: »Weg mit dir! Weg!«

- Nicht vergessen: Gefühle sind keine Fakten! Bei der nüchternen Betrachtung geht es darum, zu verstehen, dass es wirklich völlig in Ordnung ist, in diesem Moment nichts zu essen, auch wenn sich jede einzelne Körperzelle so anfühlt, als bräuchten Sie jetzt dringend Schokolade, um nicht durchzudrehen. Gefühle sind keine Fakten.

- Nehmen Sie sich die Zeit, darüber nachzudenken, ob das Hungergefühl aus Ihrem Bauch oder Ihrem Kopf kommt. Wenn Sie glauben, essen zu müssen, das Gefühl aber nicht aus dem Bauch kommt, sollten Sie es als einen Vielfraßschrei ignorieren. Wenn Sie sich zudem einfach nur müde, unruhig oder unwohl fühlen, sind Sie womöglich einfach dehydriert. Trinken Sie ein Glas Wasser und warten Sie fünf Minuten. Schauen Sie dann erneut, wie Sie sich fühlen.

Trigger Nr. 17 – Erschöpfung[8]

Erschöpfung macht keinen Spaß! Viele von uns können sich den ganzen Tag an eine Diät halten, nur um dann zu scheitern, wenn wir zu müde oder körperlich erschöpft sind!

Das ist keine Einbildung, es gibt zahllose Studien, die zeigen, dass die Willenskraft schwindet, während wir den ganzen Tag lang Entscheidungen treffen, was durch körperliche Erschöpfung noch verstärkt wird. Zudem erhöhen Schlafentzug und Erschöpfung die Produktion von Ghrelin, einem appetitanregenden Hormon. Menschen, die vier oder weniger Stunden pro Nacht schlafen, können am Tag im Schnitt bis zu 22 Prozent mehr Kalorien zu sich nehmen!

Wenn sich der »Erschöpfungshunger« bemerkbar macht, legen Sie zuerst eine Pause ein. Treffen Sie keine Entscheidungen, seien Sie nicht produktiv. Atmen Sie tief durch und meiden Sie mindestens fünf Minuten lang jeden »Input« (Menschen, Orte und Dinge, die Sie tun sollen). Atmen Sie erneut tief durch und sagen Sie: »Ich nutze immer den aktuellen Moment, um gesund zu sein.« Atmen Sie tief durch.

Setzen Sie zudem auf Verzögerungstaktiken. Statt zum Supermarkt zu rennen, schreiben Sie auf, wonach es Sie verlangt, das spezifische Lebensmittel, wo Sie es bekommen und wie viel davon Sie brauchen, um zufrieden zu sein. Atmen Sie tief durch.

Stellen Sie sich selbst etwa 30 Minuten in der Zukunft vor, nachdem Sie es gegessen haben. Was sehen Sie? Wie fühlt sich die Zukunft an? Wie geht es Ihrer Verdauung, Ihrem Selbstwertgefühl und Ihren Emotionen? Atmen Sie tief durch.

Fragen Sie sich nun, was Sie essen könnten, damit dieses Zukunftsbild besser aussieht. Wo würden Sie es herbekommen, wie viel würden Sie essen und wie würden Sie sich hinterher fühlen? Atmen Sie noch tiefer ein und seufzen Sie das alles aus sich heraus.

Zusätzlich zu dieser Technik können Sie auch Vorsorgemaßnahmen ergreifen. Wenn Sie beispielsweise nicht genug geschlafen haben oder wissen, dass Ihnen ein anstrengender Tag bevorsteht, treffen Sie all Ihre Essensentscheidungen am Morgen, wenn Ihre Willenskraft am stärksten ist. Packen Sie das Essen in eine Lunchbox und stellen Sie alles für später bereit, wenn Sie erschöpft sein werden.

Beachten Sie die Regel: »Ich werde nie wieder zu Bett gehen, ohne zuvor einen hypothetischen Essensplan für morgen geschrieben zu haben.« Selbst wenn dieser Plan hypothetisch ist und Sie ihn nach Bedarf abändern dürfen, zwingen das Planen und Aufschreiben Sie dazu, alle potenziellen Problempunkte zu erkennen und einzuplanen.

Versuchen Sie vor allem, mehr Schlaf zu bekommen. Ich weiß, das ist leichter gesagt als getan, aber es ist wichtig!

Trigger Nr. 18 – die »Tage« [9, 10]

Die Forschung zeigt, dass zwanghaftes Essen und körperliche Mangelgefühle steigen, wenn in der prämenstruellen Phase des Zyklus der Progesteronspiegel ansteigt. Zudem nimmt der Appetit mit abnehmendem Östrogenspiegel zu. Mit anderen Worten: Sie sind vor und während der Periode verstärkt unglücklich mit sich selbst und wollen mehr essen!

Auf der anderen Seite scheint der Stoffwechsel während der Lutealphase kurz vor der Periode dank einer erhöhten Schilddrüsenfunktion etwas aktiver zu sein.

Insgesamt könnte es eine gute Idee sein, eine Regel aufzustellen, die während der Periode zwischen fünf und 15 Prozent mehr Nährstoffe und Kalorien (kein Junkfood) erlaubt. Lebensmittel, die Magnesium enthalten, wie Spinat, Avocado und/oder schwarze Bohnen, und die reich an Vitamin B_6 sind, wie Möhren, Erbsen, Bananen und Kichererbsen, sind besonders gut geeignet, weil sie den Serotoninspiegel erhöhen und die Schwere der Gelüste mindern können. Manche seriöse Autoren empfehlen Kohlenhydrate, die nicht aus Obst stammen (z. B. Quinoa und andere Vollkorn-getreide), um den Serotoninspiegel zu erhöhen. Konsultie-ren Sie wie immer zuerst Ihren Arzt, bevor Sie Ihre Ernäh-rung umstellen.

Denken Sie aber davon abgesehen immer daran, dass Ihre Essensregeln weiterhin gelten, egal, wie Ihr Vielfraß über sie denkt. Er kann brüllen, wie er will, es ist trotzdem nur Gefühl, und Gefühle sind keine Fakten. Überlegen Sie im Vorfeld genau, wie Sie während der Menstruation mit dem Essen umgehen wollen, solange Sie nicht hungrig, aus-geruht und bei Kräften sind. Schreiben Sie alles auf und behandeln Sie es wie ein Gesetz.

Trigger Nr. 19 – träger Stoffwechsel[11,12,13,14]

Hindert ein langsamer Stoffwechsel Sie am Abnehmen?

Mein Geschäftspartner erinnert sich noch an einen Typen in einer der Abnehmgruppen, in denen er jahre-lang war (nennen wir ihn Joe). Joe war fett – 125 kg bei 1,67 m – und obwohl er alles richtig machte, nahm er ein-fach nicht ab. Bei jedem Treffen gingen sie sein Ess-tagebuch durch (das er akribisch führte) und demzufolge hielt er sich sklavisch an den Plan. Joe machte auch vier- bis fünfmal die Woche Sport, wie die Moderatorin der Gruppe bestätigte, die ihn regelmäßig im Park Rad fahren sah.

Die Moderatorin setzte ihn auf 2200 kcal/Tag, dann auf 2000 kcal und schließlich auf 1800 kcal. Zu diesem Zeit-punkt hätte er mehrere Pfunde die Woche abnehmen müs-sen, aber das passierte einfach nicht. Schließlich riet sie ihm, seine Stoffwechselrate überprüfen zu lassen, was er auch gerne tat (auch wenn der Test teuer war).

Und …

Nichts!

Sein Stoffwechsel war völlig normal. Die Gruppe, die mittlerweile verzweifelt war, weil er so hart an sich arbeitete, ging sein Esstagebuch Zeile für Zeile durch, und mein Partner fragte ihn immer wieder: »Bist du dir hundertprozentig sicher, dass du nicht mehr gegessen hast?«

Und dann gab Joe plötzlich zu: »Kann sein, dass ich etwas mehr Erdnussbutter auf den Toast gestrichen habe, als ich hätte sollen.«

Es wurde still im Raum. Die Erdnussbutter wurde im Plan mit keinem Wort erwähnt! Es stellte sich schließlich heraus, dass »ein wenig Erdnussbutter« nicht das einzige süße Geheimnis war, das Joe hütete. Tatsächlich hatte Joe die gesamte Zeit gevöllert, aber sein Vielfraß hatte ihm versichert, dass »das nicht zählt«, weil es ja nur »ein kleines Extra« war, das Joe deshalb auch geheim hielt.

Es gibt noch ein weiteres Geheimnis, das ich Ihnen verraten will.

Vielleicht sogar das ganz große Geheimnis des Abnehmens.

Die Geheimzutat zum Erfolg ist nicht die superfantastische Spezialdiät, die Sie machen.

Es ist Ihre Fähigkeit, sie auch einzuhalten!

Ich behaupte nicht, dass es so etwas wie einen trägen Stoffwechsel nicht gäbe, aber meine überwiegende Erfahrung mit Klienten ist, dass sie mehr essen, als sie denken. Bevor Sie sich also selbst einen trägen Stoffwechsel diagnostizieren, betrachten Sie akribisch alles, was Sie gegessen haben. Jedes Detail zählt! Ihr Vielfraß will Sie nämlich verzweifelt davon überzeugen, dass ein wenig von diesem und ein bisschen von jenem nicht zählt, aber das tut es eben doch. 120 zusätzliche Kalorien am Tag entsprechen etwa einem Pfund jeden Monat. Selbst nur 60 Kalorien am Tag zeigen sich als Fett auf Taille, Oberschenkeln und Hüften, wenn sie Monat für Monat hinzukommen. Im besten Fall nehmen Sie einfach nicht mehr ab.

Nehmen wir aber mal an, Sie haben einen trägen Stoffwechsel. Dann gibt es ein paar Faktoren, die Sie in Absprache mit Ihrem Arzt und/oder Ernährungsberater ändern könnten:

- Nicht alle Kalorien sind gleich. Es gibt Studien, die zum Beispiel zeigen, dass Kalorien aus Obst und Gemüse eher als Energie verbrannt werden, als dass sie als Fettpolster enden. Leere Kalorien werden eher eingelagert. Wenn Sie zudem viele leere Kalorien zu sich nehmen, ist Ihr Körper ein wenig unterernährt, und es verwundert nicht, dass er an seinen Reserven festhalten möchte, weil Sie ihm ja signalisieren, dass nicht ausreichend Nährstoffe zur Verfügung stehen.
- Bestimmte Medikamente verlangsamen den Stoffwechsel: Fragen Sie Ihren Arzt, ob Ihre Antidepressiva, Diabetesmedikamente, Steroide und/oder die Hormontherapie verantwortlich sein könnten und ob man da etwas ändern kann, damit es besser mit dem Abnehmen klappt. Ändern Sie Ihre Medikation auf keinen Fall eigenmächtig, das kann sehr gefährlich sein. Manchmal hilft es schon, die Medikamente zu einer anderen Tageszeit einzunehmen.
- Schilddrüsenunterfunktion und andere Erkrankungen: Ihre Schilddrüse ist nicht das einzige Organ, das Ihren Stoffwechsel bei einer Erkrankung verlangsamt. Sprechen Sie mit Ihrem Arzt.

- Zu starke Einschränkung: Auch zu wenig Nahrung kann den Stoffwechsel verlangsamen. Ein schwerer Mangel an Nährstoffen und Kalorien signalisiert dem Körper, dass er mit weniger auskommen muss. Dazu kommt, dass der »Mangel«-Teil des Überschuss-und-Mangel-Zyklus der Zwangsesser das Gehirn zusätzlich zu dem Schluss kommen lässt, dass es in dem Moment, in dem Essen wieder verfügbar zu sein scheint, so viel wie möglich horten muss, weil man ja nie weiß, wann die nächste Hungersnot kommt. In diesem Fall ist die beste Lösung für mich eine regel- und gleichmäßige Ernährung über den Tag verteilt, jeden Tag mit einem kleinen Kaloriendefizit, aber kein Fasten oder Intervallfasten. Das gilt zumindest für die ersten sechs bis zwölf Monate der Rekonvaleszenz vom Überessen. Sobald der Plan funktioniert und Sie Ihrem Zielgewicht nahe sind, kann es durchaus medizinische und andere Gründe für ein Fasten geben. Zwangsesser scheinen zumindest meiner Erfahrung nach solche Fastenzeiten nicht ohne eine Fressattacke durchstehen zu können, die dann noch mehr Schaden anrichtet.

- Es ist einfach zu warm: Mehrere renommierte Forscher berichteten im *Journal of Clinical Endocrinology & Metabolism*, dass schon eine kleine Absenkung der nächtlichen Umgebungstemperatur die Aktivität des braunen Fettgewebes, das Kalorien eher verbrennt, als sie einzulagern, mehr als verdoppelt. »Braunes Fettgewebe wird bei kühleren Temperaturen aktiver, um uns zu wärmen«, erklärt der Endokrinologe Aaron Cypess. Er schlägt daher vor, die Heizung herunterzudrehen, bei kühleren Temperaturen zu schlafen und mehr Zeit im Freien zu verbringen.

- Bewegungsmangel: Wenn Sie sich nicht ausreichend bewegen, sorgen Sie dafür, dass sich Fett im Körper ansammeln kann. Regelmäßiger Sport und vor allem aerobes Intervalltraining scheint den Stoffwechsel anzuregen.

- Zu wenig Wasser: Wenn Sie nicht genügend Wasser trinken, besteht die Chance, dass die Getränke, die Sie zu sich nehmen, leere Kalorien enthalten, die Ihren Stoffwechsel verlangsamen (siehe oben).
- Nicht genügend Schlaf: Zu wenig Schlaf erhöht den Spiegel des Hungerhormons Ghrelin und senkt den Spiegel des Sättigungshormons Leptin. Außerdem steigt der Kortisolspiegel, sodass Sie mehr Fett einlagern. Sie brauchen Ihren Schlaf!

Trigger Nr. 20 – Durst[15, 16]

Durstgefühl ist an und für sich kein Auslöser für Fressattacken (entgegen landläufiger Meinung sieht die Forschung keinen Hinweis darauf, dass Menschen Hunger und Durst miteinander verwechseln), aber das heißt jetzt nicht, dass man nicht ausreichend trinken sollte. Es gibt eine Fantastilliarde an anderen Gründen, warum man über den Tag verteilt ausreichend Wasser trinken sollte, was sogar dabei helfen kann, Sie während einer Fressattacke wieder zur Vernunft zu bringen. Bevor Sie also Ihrem Impuls zum Überessen nachgeben, trinken Sie ruhig ordentlich Wasser, das kann schon helfen.

Was sind das für Gründe?

Die ausreichende Flüssigkeitsversorgung hat einen großen Einfluss auf Energie und Hirnfunktionen, selbst eine leichte Dehydrierung um 1–3 Prozent des Körpergewichts kann das Gehirn schon beeinträchtigen. Ein Flüssigkeitsverlust von bereits 1,3 Prozent hat bei Frauen einen Stimmungsabfall bewirkt und ab 1,6 Prozent nehmen bei Männern Angstgefühle und Erschöpfung zu, während gleichzeitig die Gedächtnisleistung nachlässt.

Trinken Sie, um Stimmung, Energie, Ausgeglichenheit und ein gutes Gedächtnis zu erhalten!

Trigger Nr. 21 – empfundenes Übergewicht

Wenn Sie übergewichtig sind und vor allem, wenn Sie sich nach einer Fressattacke aufgedunsen fühlen, besteht Ihr Vielfraß darauf, dass Sie schnell abnehmen müssen.

> Das ist völlig inakzeptabel!!! Ein bis zwei Pfund pro Woche sind Unsinn! So werden wir nie unser Ziel erreichen. Es ist einfach furchtbar, fett zu sein. Nichts passt. Alles ist so mühsam. Wir können uns nicht richtig bewegen, sexy Kleider oder die Lieblingsjeans tragen und mit Freunden ausgehen. Wir müssen doch nur nicht mehr essen oder eine Diät mit bescheuert geringen Kalorien machen, dann schmilzt das Fett nur so dahin! Natürlich wissen wir auch, dass das unmöglich ist, weil wir dann nur wieder völlern wollen. Warum lassen wir also den ganzen Quatsch nicht gleich sein und fressen, fressen, fressen!! Komm schon! Bitte, bitte?!? – *Herzlichst, Dein Vielfraß*

Ich weiß, dass das schwer zu akzeptieren ist, wenn einem der Vielfraß ständig ins Ohr plärrt, aber:

Am schnellsten nimmt man langsam ab.

Am besten schreiben Sie sich das innen auf die Augenlider, so wichtig ist das. (Anmerkung: Tun Sie das bitte nicht, sonst kriegt mein neurotischer Anwalt noch einen nervösen Schluckauf.)

Ich habe es tausendmal erlebt. Ich zucke jedes Mal zusammen, wenn Menschen mir erzählen, dass sie mehr als zwei Pfund die Woche abnehmen (außer in der ersten Woche), weil ich praktisch garantieren kann, dass sie in sechs Monaten alles wieder auf den Rippen haben werden – und mehr.

Sie können mir Ihre Telefonnummer geben und ich schwöre, dass ich Sie in dem Augenblick anrufe, in dem ich eine »Über Nacht dauerhaft schlank«-Pille erfunden habe – selbst wenn es zwei Uhr nachts ist und ich mit einem Dostojewski-Roman und einem alkoholfreien Bier auf der Toilette sitze.

Niemand weiß besser als ich, wie frustrierend es sich anfühlt, all das überflüssige Gewicht mit sich herumzuschleppen. Meines schwankte zeitweise um mehr als 80 Pfund. Die Vorstellung, 100 oder mehr Pfund abnehmen zu müssen, kann einen komplett überfordern.

Aber anstatt an diese 100 (oder 200 oder 35) Pfund zu denken, versuchen Sie einmal, sich vorzustellen, Sie müssten nur ein Pfund abnehmen.

Einhundert Mal (oder mehr oder weniger, je nach Ausgangslage).

Paradoxerweise ist es nämlich viel einfacher, sich in die richtige Richtung zu bewegen, wenn man so denkt. Wie

Douglas Graham, der Autor von *Die 80/10/10-High-Carb-Diät. Die revolutionäre Formel für eine rohvegane und fettarme Ernährung*, sagt: »Die Richtung ist viel wichtiger als das Tempo!«

Am schnellsten nimmt man langsam ab.

Die einzige Lösung, die dauerhaft zum Erfolg führt, ist langsames Abnehmen.

Natürlich werden die meisten von Ihnen nicht auf mich hören, aber was ist, wenn ich recht habe?

Noch ein Gedanke.

Sie sind fett, na und? Ich weiß, dass das unangenehm ist. Es ist nicht gut für die Gesundheit, und es wäre sicher besser, wenn Sie schlank wären. Unternehmen wir mal ein Gedankenexperiment, das Sie sich selbst milder betrachten lässt und es Ihnen damit leichter macht, sich an Ihren Plan zu halten und tatsächlich abzunehmen.

Machen Sie mit? Gut!

Okay, wie viele von Ihnen haben für ein Bundestagsmandat kandidiert, um ein Gesetz einzuführen, demzufolge die Regierung alle Menschen jenseits eines bestimmten Gewichts einsammeln und vom schlanken Teil der Bevölkerung in einem Lager separieren soll? Gäbe es eine Volksabstimmung, ob alle Menschen oberhalb eines bestimmten Gewichts (welches Gewicht auch immer Sie für inakzeptabel halten) exekutiert werden sollen, würden Sie dafür stimmen?

Oder wie wäre es hiermit: Wenn Sie endlich schlank sind, wollen Sie dann alle fetten Menschen meiden? Kündigen Sie jedem die Freundschaft, der zu viel wiegt? Wenden Sie sich einfach ab, wenn ein fetter Mensch Sie grüßt? Oder Sie umarmen möchte?

Natürlich würden Sie das nie tun. Warum in aller Welt erlauben Sie Ihrem Vielfraß also, Sie so zu erniedrigen, wenn Sie an manchen Tagen ein bisschen unter der Schwerkraft leiden? Sehen Sie, wie überzogen die ewige Kritik Ihres Vielfraßes an Ihrem Gewicht ist? Er will Ihnen nur ein schlechtes Gewissen einreden, damit Sie der nächsten Fressattacke nicht widerstehen können. Er will immer nur seinen Schweinefraß und er ist willens und bereit, dafür Ihr Glück und Ihr geistiges Wohlbefinden zu opfern.

Sie sind also fett. Na und! Tolle Wurst! Kommen Sie, ich nehme Sie in den Arm.

Glauben Sie mir: Das Fett schwindet langsam und gleichmäßig, wenn Sie es nur wollen.

Wohin, fragen Sie? Na, in die Toilette. Ich wette, so haben Sie das noch nie gesehen. Bitte schön!

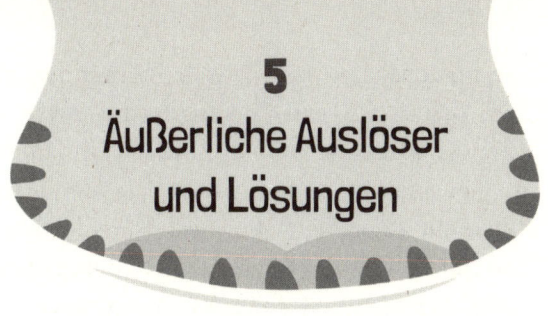

5
Äußerliche Auslöser und Lösungen

Trigger Nr. 22 – der Geruch nach Essen

Manche Menschen berichten, dass vor allem in der Frühphase ihres Essensplans der Geruch früherer Lieblingsessen überwältigend verlockend ist. So haben sie beispielsweise gewaltige Probleme, an einem italienischen Restaurant oder einer Bäckerei vorbeizugehen.

Da ist absolut nichts verkehrt an Ihnen, wenn es Ihnen auch so geht. Ich bin nämlich überzeugt davon, dass wir Zwangsesser nicht etwa krank sind, sondern einen außergewöhnlich gesunden Appetit haben, der nur vom modernen Leben korrumpiert wurde. Als wir uns in den Tropen entwickelten, hatten wir keine Kekse, Pizza oder Schokokuchen, das sind künstliche (und profitträchtige) Genusskonzentrationen der heutigen Welt.

Es gibt noch viele weitere sehr starke biologische Signale, die alle möglichen Gelüste auslösen, mit denen wir tagein, tagaus leben müssen. Ein attraktiver Mensch betritt den Raum, aber Sie springen nicht direkt auf und küssen ihn auf den Mund, oder? Ein Autofahrer schneidet Sie auf der Straße, aber Sie rammen ihn doch nicht sofort, oder?

Sosehr Sie das alles auch tun wollen, Sie haben gelernt, mit diesen Impulsen umzugehen. Sie meiden die Öffentlichkeit nicht. Sie steigen in Ihr Auto und fahren los. Sie akzeptieren einfach, dass diese Dinge »Stimuli des modernen Alltags« sind, mit denen Sie leben müssen. Das ist mit Essen nicht anders!

Es kann aber durchaus helfen, neue Verhaltensweisen für einige Monate in einer Art Kokon zu schützen, bis sie von allein standhalten können. Dafür gibt es einen coolen kleinen Trick, den Sie nutzen können, wenn Sie versuchen, Ihr Verhalten umzustellen:

Wenn Sie wissen, dass Sie »unwiderstehlich« leckeren Gerüchen ausgesetzt sein werden, reiben Sie sich etwas mentholhaltige Erkältungssalbe auf die Oberlippe. Der Geruch überdeckt den Essensgeruch und mildert damit den Reiz stark ab.

Für mich gehören solche Tricks aber in die Kategorie »Stützräder«, etwas, das Sie nur am Anfang nutzen, während Sie lernen, mit einer Versuchung umzugehen. Auf lange Sicht sollten Sie sich nicht darauf verlassen, denn es signalisiert Ihrem Vielfraß, dass diese Versuchung stärker ist als Sie. Sie wollen ja schließlich ein Mensch werden, der den ganzen Tag in einer Bäckerei tiefe Atemzüge machen kann, weil es »nicht mein Essen« ist.

Sie wollen schließlich Selbstvertrauen aufbauen und keine Angst. Aber am Anfang ist es durchaus vernünftig, Ihre neuen Verhaltensweisen ein wenig vor der Umwelt zu schützen.

Erkältungssalbe. Wer hätte das gedacht?

Trigger Nr. 23 – alte Jagdgründe (Restaurants, Bäckereien usw.)

Nie wieder Fressattacken ist insofern einzigartig, als es Sie dazu ermutigt, Selbstvertrauen statt Angst zu kultivieren. Wo ein 12-Schritte-Programm darauf setzt, dass Sie alle vertrauten Orte meiden, an denen Sie gevöllert haben, bin ich davon überzeugt, dass Sie die Fähigkeit entwickeln können, ungeachtet der Vergangenheit Bäckereien, Pizzerien, Fast-Food-Restaurants und ähnliche Orte angstfrei zu betreten, wann immer Sie wollen.

Es wird natürlich anfangs eine Zeit von einigen Monaten geben, in denen sich neue Gewohnheiten und Verhaltensmuster herausbilden und in der Sie vorsichtig sein sollten. Aber nach 90 Tagen können Sie diese »Stützräder« abnehmen und sich mit Zutrauen der Welt stellen.

Sie wollen irgendwann sicher sein, dass Sie sich jeder Versuchung angstfrei stellen können. Ihr innerer Vielfraß mag zwar immer noch angesichts eines alten Lieblingsessens toben und sabbern wie ein Dobermann im Zwinger, aber dieser Dobermann hat keine Möglichkeit auszubrechen, solange Sie den Zwinger nicht öffnen.

Was müssen Sie also tun?

Sie könnten es zum Beispiel so machen wie eine Frau, die ich mal Becky nennen will. Becky betrieb eine Bäckerei, als sie realisierte, dass sie ganz auf Mehl und Zucker würde verzichten müssen. Sie musste also nicht nur den ganzen Tag mit Mehl und Zucker arbeiten, sondern beides auch so verarbeiten, dass ihre Kunden das Produkt attraktiv fanden!

Das klingt wie ein ziemliches Dilemma, aber nicht für Becky. Sie hatte sehr viel Erfolg mit ihrer Regel »Ich werde nie wieder Mehl oder Zucker essen«, indem sie ein kleines Mantra wiederholte, sobald ihr Vielfraß an seinem Käfig rüttelte: »Das ist nicht meins.«

Ja, es war wirklich so einfach. Natürlich ernährte sie sich über den Tag hinweg gut, damit es nicht ganz so schwer wurde, aber eigentlich brauchte sie nur »Das ist nicht meins«.

Das klingt sicher verrückt, aber Sie müssen mir gar nicht glauben, Sie müssen es nur ausprobieren. Stellen Sie eine glasklare Essensregel ohne jede Zweideutigkeit auf. Dann wiederholen Sie bei allem, was nicht auf dem Plan steht, Beckys Mantra. Sie werden angenehm überrascht sein!

Trigger Nr. 24 – mangelnde Planung und Vorbereitung

Es gibt viele Situationen, in denen Planung und Vorbereitung einen niedrigen Blutzuckerspiegel und/oder das Gefühl verhindern können, dass jetzt nur noch Schweinefraß hilft. Zudem gibt es einige Vorbereitungen, die Sie treffen können, um immer für eine schwierige Situation gerüstet zu sein. Beispiele wären Mandeln und/oder getrocknete Kichererbsen, die Sie vor einem ungeplanten Restaurantbesuch essen können. Sie können auch in einem Fast-Food-Restaurant eine Ofenkartoffel ohne Beilage und einen Salat ohne Dressing essen oder eine Hähnchenbrust ohne Sauce. Das ist nicht lecker, stützt aber den Blutzucker. Dann gibt es noch solche Geschäfte, die man »Supermarkt« nennt. Sie dürfen da rein- und wieder rausgehen, ohne einen vollen Wocheneinkauf machen zu müssen. Wer hätte das gedacht?

(Ich empfehle hier keine spezifischen Speisen, ich will nur zeigen, dass es Optionen gibt.)

Sie werden aber irgendwann auch in eine Situation kommen, wo Sie nicht genug gegessen haben und jede Zelle Ihres Körpers sagt, dass Sie Schweinefraß »brauchen«, um zu »überleben«. In solchen Situationen können Sie sich selbst sagen:

>**»Man wird meine ausgebleichten Knochen
nicht vor dem Kühlschrank finden!«**

Wenn Sie nämlich nicht magersüchtig sind, ist es recht unwahrscheinlich, dass Sie verhungern, wenn Sie einmal eine Mahlzeit verpassen. Das ist sicherlich nicht schön, aber man wird kaum Ihre ausgebleichten Knochen vor dem Kühlschrank mit verzweifelt nach dem Türgriff ausgestrecktem Arm finden. In den meisten Fällen dauert es mindestens einen Monat, wenn nicht länger, bis man verhungert. Unsere Spezies kommt sehr gut eine begrenzte Zeit ohne Nahrung aus. Sie werden es überleben. Es ist besser, vorauszuplanen, sodass Sie keine Mahlzeit auslassen müssen, weil das die Gefahr einer Fressattacke erhöht, aber eine ausgelassene Mahlzeit bringt Sie nicht um!

Trigger Nr. 25 – in Gesellschaft

»Niemand kann Ihnen ohne Ihre Zustimmung
das Gefühl geben, minderwertig zu sein.«
– *Eleanor Roosevelt, amerikanische First Lady,*
1933–1945

»Niemand kann Sie ohne Ihre Zustimmung
zum Überessen bringen.«
– *Glenn Livingston,*
großer, haariger Buchautor, 2015–heute

Solange man Sie nicht fesselt, Ihren Mund aufzwingt, Essen hineinkippt und Sie zwingt, zu kauen und zu schlucken, kann niemand Sie zum Überessen zwingen – niemand!

Andere können Ihnen höchstens schlechte Gefühle machen, weil Sie gesund essen, und selbst das ist mit etwas Übung leicht auszuhalten. Der Trick ist, zu verstehen, was andere beim gemeinsamen Essen von Ihnen wollen, und praktisch jeder, der beim Essen in Gesellschaft Probleme hat, hat den entscheidenden Punkt nicht verstanden.

Andere Menschen wollen nicht verstehen, warum Sie so essen, wie Sie es tun.

Und sie wollen schon gar nichts hören, das darauf hindeutet, dass sie selbst ebenfalls etwas an ihrem Verhalten ändern sollten.

Was andere Menschen beim gemeinsamen Essen wollen, ist, sich mit dem, was sie essen, geliebt und akzeptiert zu fühlen, **ohne dass es auffällt, dass Sie in dem Moment genau das tun!**

Wenn Sie Probleme mit anderen in einer gesellschaftlichen Situation haben, liegt das daran, dass Sie sich verpflichtet fühlen, auf Sätze wie »Eines kann doch nicht schaden«, »Komm schon, es ist doch Wochenende« oder »Echt? Ich dachte, wir alle brauchen Salz?« einzugehen.

Springen Sie nicht über dieses Stöckchen!

Sie haben etwa ein Dutzend Möglichkeiten. Lassen Sie sich Reste einpacken, konzentrieren Sie sich auf das Rezept, reißen Sie einen Witz, sagen Sie, Ihr Arzt hat es verboten und Sie wollen nicht darüber reden, es ist aber nichts Ernstes. Bieten Sie ihnen eine alternative Möglichkeit, Sie zu akzeptieren: »Mama, ich habe heute Mittag ein bisschen zu viel gegessen, könntest du mir bitte einen Pfefferminztee machen?« Es gibt noch Dutzende weitere Möglichkeiten, sobald man das Prinzip einmal verstanden hat.

Mit etwas Übung können Sie die Konversation bestimmen und sich auf die Bedürfnisse der anderen konzentrieren statt auf Ihre eigenen. Das braucht zugegebenermaßen etwas Übung, aber Sie müssen sich niemals zum Übereressen oder zum Verlassen Ihres Essensplans überreden lassen. Das verspreche ich Ihnen!

Trigger Nr. 26 – fiese Kommentare zu Ihrem Gewicht

»Pfff«, schnaubte der Trainer im Fitnessstudio gleichermaßen überrascht und angewidert beim Blick über meine Schulter auf die Waage. Ich wollte eigentlich keine Bewertung meines Gewichts, brauchte aber Hilfe mit der elektronischen Waage, also hat er mir »geholfen«.

Er blieb, um seine dämliche Meinung kundzutun, aber das war ihm noch nicht genug. Er sagte zu einem Freund, der mich begleitete (so laut, dass ich es hören musste), dass ich sofort anfangen sollte zu joggen. Mein Freund versuchte, mich zu verteidigen, und sagte, wir wollten gerade schwimmen gehen.

Aber der Idiot fuhr fort: »Schwimmen bringt nichts, er muss rennen!«

Diese herzerwärmende Begegnung fand statt, nachdem ich bereits zwanzig Pfund abgenommen hatte. Ja, ich hatte noch vierzig Pfund vor mir, aber ich war in freudiger Erwartung und stolz auf das Erreichte ins Studio gekommen, wo diese lebende Personifizierung des Vielfraßes mir mit nur wenigen unprofessionellen und unverlangten Ansichten den Wind aus den Segeln nahm.

Ich will nicht lügen …

Das waren einige sehr schwere Stunden.

Aber jedes Mal, wenn diese Erinnerung mich aufs Neue ärgerte, sagte ich meinem Vielfraß, wo er es sich hinstecken konnte. Er würde mich nicht kleinkriegen, selbst mithilfe externer Komplizen!

Warum ich Ihnen das erzähle? Weil Sie auf genau dieselbe Weise mit dummen, gemeinen oder auch »gut gemeinten« Kommentaren anderer umgehen sollten.

Behandeln Sie sie als Vielfraßschreie, die Sie zum Fressen bringen sollen! Befehlen Sie Ihrem Vielfraß, das Maul zu halten und zurück in seinen Käfig zu gehen.

Dann fahren Sie mit Ihrem Leben fort, weil diese Vielfraßgedanken Ihre Aufmerksamkeit nicht wert sind!

Trigger Nr. 27 – Essen am Abend

Sind Sie den ganzen Tag über brav, nur um dann abends alle Fitness- und Gesundheitspläne in die Tonne zu treten? Belohnen Sie sich dann mit Essen? Sie sind nicht allein! Viele Frauen, mit denen ich rede, beschreiben ihren Tag auf eine der folgenden Arten:

- Sie hatten bei der Arbeit unverschuldet Ärger mit dem Chef und/oder Kollegen.
- Die Arbeitsbelastung ist gigantisch und sie fühlen sich, als würden sie der Sache niemals Herr werden.
- Die Kinder sind wirklich toll, kosten aber ihre ganze Kraft.

Nach all den Belastungen des Tages haben sie sich das Recht verdient, abends »Mist« zu essen. Dann fliegen ihre Regeln aus dem Fenster und die abendliche Fressattacke beginnt. Aber keine Sorge, es gibt ein paar Dinge, die Sie tun können, um das wirksam zu verhindern:

- Die Erinnerung an den Stress des Tages ist der Versuch Ihres Vielfraßes, Sie zum Fressen zu bewegen. Wenn also eine unangenehme Szene des Tages zu Hause wieder auflebt, sagen Sie Ihrem Vielfraß: »Ich weiß, was du hier versuchst, aber ich höre nicht mehr auf deine Schreie, zurück in den Käfig mit dir!«
- Ändern Sie Ihr Konzept von einer Belohnung. Indem Sie nämlich zucker- und kalorienhaltigen Mist essen, belohnen Sie sich nicht nur nicht, Sie bestrafen sich sogar. Eine Belohnung wäre dagegen, etwas Gesundes zu essen. Das kann je nach Essensplan ein Apfel, etwas Salat oder irgendetwas anderes sein, das Ihrem Körper nachweislich guttut! Belohnen Sie sich mit einem gesunden,

strahlenden, energiereichen Leben, nicht mit etwas, von dem sich Ihr Körper erst wieder mühsam erholen muss. Wie Douglas Graham sagt: »Wir sollten uns niemals von einer Mahlzeit erholen müssen!« Das braucht ein wenig Zeit, aber wenn Sie dabeibleiben, werden Sie schließlich merken, dass gesundes Essen die Belohnung ist, und sich darauf freuen. Sie werden den Schweinefraß nicht länger als »Belohnung« brauchen, die Sie sich »verdient« haben.

- Achten Sie während des Tages besser auf sich selbst. Nahezu jeder Abendesser, mit dem ich gearbeitet habe, hat irgendwann realisiert, dass er zu viele Entscheidungen trifft und zu selten Pausen macht und sich über den Tag verteilt auch nicht ausreichend ernährt. Schon zwei oder drei Fünf-Minuten-Pausen über den Tag verteilt, in denen Sie sich von allen Anforderungen (Menschen und Dingen) fernhalten, können einen Riesenunterschied machen.

Schließlich gibt es da noch eine schriftlich schwer zu vermittelnde Technik, die das Gefühl vermeiden helfen kann, Sie bräuchten eine Belohnung. Wie das geht, erläutere ich ausführlich auf unserer Website.

Trigger Nr. 28 – Diätbrecher

Fast jede Diät folgt demselben Muster: Am Anfang läuft es perfekt, Sie essen einige Tage, Wochen oder gar Monate gut und fühlen sich viel besser. Sie sind wirklich stolz auf sich und dann passiert etwas.

Das kann etwas ganz Nebensächliches sein:
- eine Büroparty
- ein Urlaub
- ein besonders harter Tag im Büro
- eine Einladung zum Abendessen

Oder auch etwas Bedeutenderes:
- Krankheit oder Todesfall in der Familie
- Beziehungsprobleme
- Geldsorgen

Sie verstoßen also gegen Ihren Essensplan …
Ihr Vielfraß hat seinen großen Auftritt:

> Siehst du! Diese Diät funktioniert nicht! Sie funktioniert nur, wenn du zu Hause hockst und dich voll und ganz auf sie konzentrierst. Das hält keiner durch! Wir müssen uns eine andere Diät suchen und in der Zwischenzeit können wir völlern, nicht wahr? Jippie!!! – *Dein Vielfraß*

Leider hat er zum Teil recht. Sie brauchen die richtigen mentalen Werkzeuge, um mit solchen Situationen umzugehen, die Sie aus Ihrer Alltagsroutine werfen. Ohne diese Werkzeuge können Sie ganz leicht ausrutschen und Tage, Wochen oder gar Monate der Diät zunichtemachen. Selbst nichtige Anlässe wie ein angebotenes Stück Kuchen auf einer Party oder ein langer Tag im Büro (wenn der Vielfraß meint, Sie verdienten ein wenig Trost) können Sie ernsthaft aus der Bahn werfen.

Zum Glück gibt es eine ganz einfache Lösung, die nur

ein wenig Vorausplanung und Überlegung braucht, wie genau Sie sich in solchen Situationen locker machen können.

Stellen Sie sich das wie den zweiten Ring einer Zielscheibe vor. Unter normalen Umständen zielen Sie auf die Mitte der Scheibe. Sie konzentrieren sich voll und ganz darauf, ins Schwarze zu treffen, auch wenn Sie bereit sind, sich nach sorgfältiger Analyse zu vergeben, wenn Sie mal danebentreffen. Aber an diesen besonderen Tagen zielen Sie halt auf einen sehr klar definierten zweiten oder dritten Ring.

Es geht nämlich darum, dass auch diese speziellen Tage Grenzen haben. Sie stürmen nicht einfach drauflos im Vertrauen, spontan die richtigen Entscheidungen zu treffen, was in diesen Situationen sehr schwer ist. Sie definieren die Grenzen. Sie wissen, dass Sie heute nicht unbedingt ins Schwarze treffen werden, und das ist auch in Ordnung, weil Sie auf jeden Fall den zweiten Ring treffen werden.

Wie sieht das in der Praxis aus? Die Grenzen, die Sie für diese besonderen Tage definieren, sehen für jeden von uns anders aus, aber hier sind einige Beispiele:

- An einem Tag der Woche darf ich eine Portion eines Desserts meiner Wahl haben, wenn ich zum Essen eingeladen bin oder ausgehe (definieren Sie den Begriff »Portion« sorgfältig).
- Zu Ostern, Weihnachten und Silvester darf ich eine Portion einer Speise nach Wahl essen, wenn mir danach ist, aber nicht mehr.
- Einmal im Monat darf ich bei einer Büroparty 20 Prozent mehr Kalorien essen als an einem ganz normalen Tag.
- Im Urlaub darf ich jeden Abend ein Glas Wein zum Essen trinken.

Ist klar, was ich meine? Es geht darum, die Grenzen, die Sie ziehen, präzise zu definieren und darauf zu achten, dass sie Ihre Gesundheits- und Fitnessziele nicht beeinträchtigen.

Noch eine Warnung zum Abschluss: Für manche Menschen ist es in Bezug auf einzelne Dinge einfacher, komplett auf sie zu verzichten. Ihr Gehirn präsentiert Ihnen nämlich immer eine Liste von Optionen, wenn das gewünschte Verhalten in einer bestimmten Situation nicht klar definiert ist. Wenn Sie dann manchmal XYZ (meist Zucker, Mehl und/oder Alkohol) zu sich nehmen, will Ihr Gehirn XYZ auf die Liste der Optionen setzen. Manchen Menschen fällt es leicht, diese Option klar zu definieren und zu begrenzen. Bei anderen funktioniert es nur mit absoluter Abstinenz. (Ich werde zum Beispiel ungeachtet der Umstände nie wieder Schokolade essen. Aber ich esse zweimal die Woche Trockenobst, vorausgesetzt, ich esse in der Zeit auch das achtfache Volumen an Blattgemüse.)

Es kann riskant sein, wenn man die Bedingungen definiert, unter denen man etwas zulässt, dem man zuvor kaum widerstehen konnte, und dieses Risiko müssen Sie ganz für sich bewerten. Nur Sie wissen wirklich, ob es das wert ist. Oftmals ist es das – manchmal ist es das wirklich nicht! Ich wollte nur, dass Sie wissen, wie Sie dieses Risiko eingehen können, sollten Sie sich dafür entscheiden.

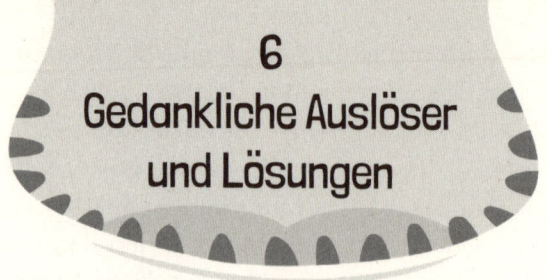

6
Gedankliche Auslöser
und Lösungen

Trigger Nr. 29 – »Ein kleines bisschen schadet nicht« – morgen wieder von vorn

>> Es ist nur ein Bissen«, »Ein Stückchen schadet nicht«, »Nur mal zum Probieren«, »Nur ein Bissen oder Schluck«, »Ab morgen gibt's dann wieder Diät« usw.

Das sind vermutlich die häufigsten Vielfraßschreie, die wir zu hören bekommen, und sie alle beruhen auf dem Ignorieren dreier wichtiger Fakten:

- Neuroplastizität: Die Forschung hat starke Hinweise darauf gefunden, dass Sie in Ihren Essensgewohnheiten niemals stillstehen. Sie verstärken oder schwächen diese neuronalen Verbindungen beständig. Wenn Sie sich also heute »einen kleinen Bissen« gönnen, haben Sie in Ihrem Gehirn diese Verbindung ein wenig fester geknüpft, was es noch schwerer macht, morgen wieder auf Kurs zu kommen. Was hindert Sie zudem daran, morgen noch »einen kleinen Bissen« zu nehmen? Wenn Sie sich diesen Bissen auf der anderen Seite versagen und stattdessen etwas Gesundes essen, haben Sie Ihre Abhängigkeit von dem falschen Verhalten geschwächt und gleichzeitig eine gesunde Nervenverbindung gestärkt.

- Das Ruder herumwerfen: Stellen Sie sich ein riesiges Schiff auf seinem Weg über den Atlantik von New York nach Hamburg vor. Der Kapitän bemerkt einen vorbeitreibenden Schokoriegel, den das Schiff knapp verfehlt. Also wirft er das Ruder herum, um den Schokoriegel aufzunehmen. Das verbraucht viel mehr Treibstoff, als man denkt, weil er ja gegen die Masseträgheit des Schiffes ankämpfen muss, das bislang auf dem richtigen Kurs war. All diese Energie fließt jetzt in die Aktion, die Vorwärtsbewegung zu stoppen und dann in die Gegenrichtung zu beschleunigen. Sobald der Schokoriegel dann an Bord ist, verbraucht man noch mehr Treibstoff, um das Schiff wieder zu stoppen, herumzudrehen und erneut in die richtige Richtung zu beschleunigen.

Aber es sind ja nicht nur die Treibstoffkosten, sondern auch der Zeitverlust, der durch das impulsive Manöver entsteht. Dank der zwei Kurswechsel kann es mehrere Stunden dauern, bis das Schiff wieder an der gleichen Stelle steht, an der der Schokoriegel gesichtet wurde.

Dazu kommt, dass ein Kapitän, der wegen eines Riegels so handelt, das wahrscheinlich auch bei weiteren Riegeln so macht. Er wird alles Mögliche aus dem Meer fischen wollen, um seinen Impulsen zu folgen. Beim Zwangsessen bleibt es nämlich fast nie bei »nur einem Bissen«, deshalb misst man diese Stunden auch in Tagen, Wochen und Monaten – manchmal sogar in Jahren.

Ich kannte mal einen, der 500 Pfund abnahm, indem er auf Würstchen verzichtete. Dann überredete sein Vielfraß ihn dazu, bei einem Baseballspiel »nur einen Bissen von diesem Hotdog« zu nehmen, und er nahm alles wieder zu und mehr! Das muss ein Riesenwürstchen gewesen sein!

• Es gibt nur das Jetzt: Sie verstehen schon: Jeder einzelne Bissen zählt. Die einzige Gelegenheit, nicht mehr zu fressen, ist jetzt. Wählen Sie immer den Augenblick, um gesund zu leben! Wenn Sie in einer Grube stecken, hören Sie auf zu graben!

Ein kleiner Bissen abseits des Essensplans schadet immer. Er zerstört Ihr Selbstvertrauen und Ihr Gefühl der Integrität. Reichen Sie Ihrem Vielfraß den kleinen Finger und er nimmt die ganze Hand. Ein Bissen abseits Ihres Essensplans ist eine Tragödie. Das bedeutet aber nicht, dass alles verloren ist und Sie Ihrem Vielfraß freie Hand lassen können, wenn Sie mal einen Fehltritt machen. Nehmen Sie den Fehler ernst, analysieren Sie ihn und passen Sie wenn nötig Ihr Ziel an. Dann vergeben Sie sich selbst und nehmen das Ziel erneut aufs Korn. Das ändert aber nichts daran, dass ein Bissen abseits Ihres Essensplans eine Tragödie ist und bleibt.

Trigger Nr. 30 – Dies ist die letzte Chance – ab morgen sind Sie dann dauerhaft brav

Es ist absolut möglich, dass Sie einen Plan aufstellen und sich ohne Fehl und Tadel an ihn halten, sodass Sie nie wieder Schweinefraß essen.

Aber das ist definitiv nicht Ihre letzte Chance!

Ich bin bereit, meinen linken Hoden zu verwetten (an dem ich besonders hänge), dass es kein Gesetz geben wird, das der Industrie verbietet, weiterhin die Tüten, Schachteln und Packungen zu produzieren, die Sie langsam umbringen, oder das es den unzähligen Restaurants verbietet, Zucker, Salz, Stärke und Fett in die leckeren Gerichte zu rühren, die Ihr Vielfraß so mag.

Und ich wette meinen rechten Hoden, dass die Supermärkte nicht so schnell damit aufhören werden, Müll zu verkaufen. Sie verkaufen schließlich auch immer noch Zigaretten!

Solange es nicht zur Apokalypse kommt – und selbst dann –, können Sie wohl sicher davon ausgehen, dass es Schweinefraß geben wird. Es gab ihn immer und wird ihn immer geben. Befehlen Sie Ihrem Vielfraß also, dass er mit dem Schwachsinn von der »letzten Chance« aufhören kann, okay?

Trigger Nr. 31 – Sie machen alles richtig, nehmen aber trotzdem nicht ab

Die Waage bereitet Überessern vermutlich mehr Kummer als alles andere. Dabei kann sie richtig eingesetzt Ihre beste Freundin sein. Sie liefert objektive Daten. Ja, die Daten sind auf kurze Sicht wegen Unregelmäßigkeiten bei Salzkonsum, Hormonhaushalt, Speisemengen, Sport, Dehydration/Hydration, Darmentleerung usw. oft großen Schwankungen unterworfen. Aber über die Zeit liefern Dutzende (oder sogar Hunderte) von Messungen ein klares Trendbild.

Einer der übelsten Vielfraßschreie ist der folgende:

> Du machst alles richtig und hast noch kein Gramm abgenommen! Das lohnt sich doch nicht, lass uns einfach wieder fressen!

Der Vielfraß besteht darauf, dass das Gewicht nicht schnell genug sinkt, all Ihre Mühen umsonst sind und Sie genauso gut völlern können. Es kann aber durchaus eine geraume Zeit dauern, bis Ihr Körper realisiert, dass er nicht mehr in einem Mangel-Überfluss-Zyklus feststeckt und deshalb ruhig Fett abbauen kann. Wenn es Ihnen wie den meisten Überessern geht, sind Sie vermutlich nicht nur gut darin, es mit dem Essen zu über-, sondern auch zu untertreiben!

Regelmäßige und verlässliche Ernährung und Kalorienzufuhr signalisiert Ihrem Körper, dass er das überschüssige Fett nicht für kommende Notzeiten benötigt. Geben Sie ihm Zeit! Am schnellsten nehmen Sie langsam ab, denn wenn Sie zu schnell abbauen, wird Ihr Körper sich wehren. Sobald er sieht, dass Kalorien wieder in Fülle verfügbar sind, wird er darauf bestehen, sie zu horten. Dieses Übermaß ist in unserer Zivilisation eigentlich immer in Reichweite.

Außerdem ist nicht zunehmen doch auch schon etwas wert, oder? Die meisten Überesser werden bestätigen, dass die Pfunde schneller draufkommen, als sie es sich je vorgestellt haben. Es ist also schon eine große Leistung, das Schiff auf dem falschen Kurs zu stoppen. Freuen Sie sich!

Erinnern Sie sich schließlich an Ihre letzte Fressattacke. Wie viel Schaden hat sie angerichtet? Hätten Sie diese Fressattacke ausgelassen, was würden Sie heute wiegen? Ihr Vielfraß will, dass Sie vergessen, welchen Schaden die Fressattacke verursacht hat, und die Schuld für den mangelnden Fortschritt Ihrem Essensplan in die Schuhe schieben:

> Vergiss es einfach, es hat doch keinen Sinn. Wir können genauso gut weiter völlern.

Wenn wir aber mal genau hinsehen, stellen wir fest, dass meist Fressattacken für die Stagnation verantwortlich sind, nicht der Essensplan! Wenn Menschen einfach mal lange genug bei einem einmal eingeschlagenen Kurs ohne Fressattacken blieben, würden sie feststellen, dass Änderungen gar nicht nötig sind!

Trigger Nr. 32 – Ich habe gerade gevöllert und muss es deshalb wieder tun

»Ich bin nach fünf Wochen rückfällig geworden und völlig verzweifelt.« Etwas in dieser Art höre ich häufig von meinen Klienten. »Ich habe den Vielfraß fünf Wochen lang eingesperrt, aber gestern ist er mir entkommen. Ich bin verzweifelt und weiß nicht weiter. Das ist alles zu viel und macht mir Angst!« ;-(

Zunächst einmal sind fünf Wochen ohne Fressattacken eine fantastische Leistung.

Das sind 840 Stunden ohne Fressattacke im Vergleich zu gerade einmal einer Stunde völlern. Das ist eine wichtige Feststellung, denn Ihrem Vielfraß wäre es viel lieber, Sie konzentrierten sich ausschließlich auf diese eine Stunde. Er will, dass Sie verzweifelt sind, damit Sie zu schwach sind, seinem Drängen zu widerstehen.

Wenn Sie aber stattdessen an die 840 erfolgreichen Stunden denken, hat Ihr Vielfraß keine Chance!

Nach einer Fressattacke wird Ihr Vielfraß behaupten, er sei »komplett ausgerastet« und es sei sehr schwer, ihn wieder einzufangen. Natürlich würde er sagen, Sie könnten ja in der Zwischenzeit genauso gut auch völlern.

Armer Vielfraß.

Er weiß ja nicht, dass es keine Superkräfte braucht. Es hat schon in der Vergangenheit geklappt und wird auch wieder klappen!

Sperren Sie den Vielfraß einfach wieder ein – direkt nach dem letzten Bissen Schweinefraß, den Sie ihm verfüttert haben.

Dann finden Sie heraus, was schiefgegangen ist und den ersten Bissen Schweinefraß überhaupt erst ermöglicht hat. Schließlich passen Sie Ihren Essensplan falls nötig an, um das in Zukunft zu verhindern.

Das ist schon alles.

Eine einmalige Fressattacke kann eine Katastrophe sein, aber nur, wenn Sie Ihrem Vielfraß erlauben, eine Katastrophe daraus zu machen. Sonst ist es einfach eine Erfahrung, aus der Sie lernen.

Es gibt noch eine andere Perspektive, die Ihnen hilft, Schuld und Scham zu überwinden und sich nach einer Fressattacke zu vergeben. Sie können nämlich die Schuld umkehren und sich selbst ein besserer Erzieher sein.

Stellen Sie sich vor, Sie haben ein Kind mit einem Essproblem, das es verzweifelt in den Griff zu bekommen versucht. Dann kommt es eines Tages weinend zu Ihnen und gesteht Ihnen eine Fressattacke.

Sie könnten jetzt streng und grausam sein, das Kind anbrüllen, es sei wertlos und würde immer fett bleiben und niemals lernen – kurz, ein hoffnungsloser Fall. Sie könnten ihm sagen, es könne genauso gut weiter völlern und Schande über die Familie bringen.

Oder Sie sind liebevoll und sagen dem Kind, dass Sie es ungeachtet der Fressattacke lieben. Sie könnten es in den Arm nehmen, sich mit ihm hinsetzen und herausfinden, warum es gevöllert hat und was man in Zukunft tun kann, um das zu verhindern. Dann könnten Sie es noch einmal in den Arm nehmen und ihm sagen, dass Sie ihm voll und ganz vertrauen und es lieb haben, egal, was da kommen möge.

Welcher Vater oder welche Mutter wollen Sie sein? Doch

am liebsten der liebe, oder? Ist der strenge Elternteil nicht furchtbar? Sie würden sich doch selbst nie erlauben, so zu werden, nicht wahr? Und doch benehmen wir uns alle nach einer Fressattacke uns selbst gegenüber wie der böse Elternteil.

Leider haben wir uns in Bezug auf unser eigenes Essverhalten jahrelang so verhalten, deshalb kann es schwierig sein, damit aufzuhören. Aber Sie können die ersten Schritte machen. Wenn die grausame innere Stimme Sie beschimpft, schieben Sie sie wie einen bösen Elternteil beiseite und sagen Sie: »Für dich ist hier kein Platz!« Fragen Sie sich dann, was die liebevollste Mutter oder der liebevollste Vater sagen würde.

Trigger Nr. 33 – Welcher Diät soll man nur folgen?

Sind Sie oft unsicher, welche Diät Sie halten sollen? An einem Tag ist es Low-Carb oder Paleo, am nächsten High-Carb, Makrobiotik oder eines dieser Punkte-für-Kalorien-Systeme? Es wäre alles gut, wenn Sie nur aufhören könnten, von einer Diät zur nächsten zu hetzen? Sie müssten nur wissen, welche die richtige ist, weil sie alle richtig und gleichzeitig falsch aussehen?

Wenn es Ihnen so geht, versucht vermutlich Ihr Vielfraß, Sie nach dem Prinzip zu ködern, dass »die Kirschen in Nachbars Garten immer süßer schmecken«.

Wenn Sie nämlich unsicher sind, hat er die Oberhand. Wenn die Regeln nicht eindeutig sind, geht seiner Meinung nach halt alles. Deshalb will er, dass Sie fortwährend unsicher sind, welcher Diät oder welchem Essensplan Sie folgen sollen. Eine ähnliche Taktik wenden auch Boxer an, um den Gegner zu verunsichern.

Die besten Boxer haben nämlich das Talent, ihren Gegner mit Worten zu verunsichern. Sie erzählen im Fernsehen, in den sozialen Medien und bei jeder sich bietenden Gelegenheit, wie schwach ihr Gegner eigentlich sei, wie sie ihn brechen und blutend auf die Matte schicken und ihn vor den Augen seiner Freunde und Familie demütigen werden, weil er ein trauriger kleiner Verlierer ist, der keine Chance hat.

Das geht sogar noch im Ring so weiter, denn wenn diese Taktik aufgeht, vergisst der andere seinen Plan und seine Technik, an der er über Jahre hinweg gefeilt hat, und verliert allein aus Angst und Wut.

Ich verrate Ihnen mal was: Ihr Vielfraß tut genau dasselbe, wenn er Sie von Diät zu Diät hecheln lässt. Er sagt dann Dinge wie:

> Hey, wir haben diese Diät jetzt schon eine Woche lang ausprobiert und nicht nur nicht ab-, sondern sogar zugenommen und selbst dabei mussten wir noch schummeln, weil das ganz offensichtlich nicht die richtige Diät für uns ist. Versuchen wir halt die nächste. Können wir in der Zwischenzeit bitte wieder ordentlich reinhauen? Bitte, bitte? –
> *Herzlichst, Dein Vielfraß*

Die Lösung für dieses Problem besteht darin, eine Diät zu wählen, die so vernünftig ist wie irgend möglich, und sich daran zu halten, selbst wenn sie nicht perfekt ist. Menschen kommen nämlich viel besser mit Fressattacken zurecht, wenn sie ein klares Ziel haben. Andernfalls ist es nur zu einfach, alles und jedes zu essen. Wenn eine Diät nicht perfekt ist, können Sie sie später immer noch anpassen. Sprechen Sie mit einem Ernährungsberater oder einem Arzt darüber. Vermeiden Sie aber jede Unsicherheit, denn dann haben Sie schon verloren.

Die Kirschen in Nachbars Garten schmecken nicht besser, die Kirschen schmecken da besser, wo man sie ordentlich pflegt!

Wenn Sie sich wirklich auf einen vernünftigen Essensplan konzentrieren, werden Sie lernen, ihn immer besser umzusetzen, und sei er noch so unvollkommen. Wenn Sie von Plan zu Plan springen, werden Sie nie die notwendige Erfahrung sammeln. Wählen Sie einen Plan und pflegen Sie ihn! Bearbeiten können Sie ihn später.

Trigger Nr. 34 – Sie haben Angst, sich ewig mit Verzicht herumquälen zu müssen

Wenn Sie planen, das eine oder andere leckere, aber schädliche Lebensmittel (Zucker, Mehl, Alkohol, Koffein usw.) aufzugeben oder einzuschränken, wird Ihr Vielfraß gelegentlich sein hässliches Haupt erheben und rufen:

Och nö! Das kannst du jetzt nicht machen! Ich werde dich auf ewig mit Gelüsten foltern!

Sie werden aber nie wieder quälende Gelüste haben.

Jede Entscheidung verstärkt oder schwächt nämlich unsere Abhängigkeiten. Deshalb kreischt der Vielfraß auch so laut, wenn Sie ernsthaft mit dem Verzicht beginnen. Er weiß: Wenn Sie seinen Schrei ignorieren, wird er mit jedem Mal schwächer.

Wenn Sie aber auf den Vielfraßschrei hören, stärken Sie ihn und er wird Sie mit noch mehr Gelüsten quälen.

Geben Sie einem Gelüst nach und es wird stärker.

Ignorieren Sie es und es wird schwächer … bis es nach wenigen Monaten komplett aufhört.

Wenn Sie zudem weniger superstarke, abhängig machende Reize in Ihrer Ernährung haben (als wir Menschen uns in den Tropen entwickelten, hatten wir keine künstlich aufgepeppten Genussmittel, auf die wir evolutionsbiologisch nicht vorbereitet sind, wie Schokoriegel, Kartoffelchips, Salzbrezeln, Bonbons, Kuchen usw.), werden Ihre Geschmacksnerven und Ihr Belohnungszentrum zunehmend stärker auf das reagieren, was die Natur zu bieten hat. Hören Sie auf, jeden Tag Schokoriegel zu essen, und Sie werden ganz schnell wieder merken, wie süß ein Apfel schmeckt. Halten Sie lange genug durch und Sie werden die subtilen Unterschiede zwischen den verschiedenen Apfelsorten viel stärker zu schätzen wissen.

Binnen Kurzem wird es Sie ungeachtet aller Vielfraßschreie kaum noch nach Schokolade verlangen.

Ich habe das schon weiter oben geschrieben, aber ich möchte hier noch ein wenig ins Detail gehen.

Ich habe nämlich schon seit Jahren keine Schokolade mehr gegessen und kann mich kaum noch erinnern, wann mein Vielfraß das letzte Mal danach geschrien hat. Ich kann im Supermarkt Schokolade sehen und riechen und es macht mir nichts aus. Ich muss mich nicht einmal mehr daran erinnern, warum ich sie nicht mehr esse oder wie ich auf all die verrückten Argumente meines Vielfraßes reagiert habe.

Schokolade sieht für mich nämlich nicht mehr wie ein Genuss aus! Für mich ist sie ein Haufen in Folie verpackte Chemikalien. Könnte genauso gut auch Hundekot sein. Ich würde beides nicht anrühren.

Als ich aber das erste Mal daran gedacht habe, Schokolade aufzugeben, hat mein Vielfraß lauter geschrien als je zuvor. Ich hatte wirklich Angst, auf ewig vom Verlangen gequält zu werden. Aber ich habe beschlossen, dass Schokolade Schweinefraß ist, den ich nie wieder essen werde, und so ist es gekommen und die Gelüste haben viel früher nachgelassen, als ich erwartet hatte.

Leider weiß ich aus Erfahrung mit anderen Dingen von meiner Nie-wieder-Liste (und aus meiner Arbeit mit vielen Klienten), dass auch nur ein Bissen die Erinnerungen und Gelüste neu entflammt. Da ich aber nie wieder Schokolade essen werde, muss ich mir darum keine Gedanken machen. Mein Plan lautet, Schokolade komplett zu vergessen, auch wenn mein Vielfraß mich gerne daran erinnern würde. Ich für meinen Teil habe Schokolade vergessen – und das ist ein Segen.

Wenn Sie kein Problem mit Schokolade haben, müssen Sie sie natürlich nicht aufgeben, das war nur ein Beispiel. Aber wenn Ihr Vielfraß behauptet, Sie würden auf ewig von Gelüsten nach seinem Fraß gequält, sagen Sie ihm einfach, er soll das Maul halten, weil Sie wissen, dass das nur die letzten verzweifelten Schreie eines Verurteilten sind.

Denken Sie mal darüber nach!

Trigger Nr. 35 – »Das kann nicht von Dauer sein, früher oder später frisst du doch wieder.« – *Herzlichst, Dein Vielfraß*

Die meisten Zwangsesser kämpfen mit ihrer Vergangenheit. Ihr Vielfraß erinnert sie nur zu gerne daran.

> Mach ruhig jede Diät, die dir gefällt. Das hast du ja schon tausendmal gemacht und bist jedes Mal gescheitert. Es ist also nur eine Frage der Zeit, wenn du wieder scheiterst. Ich hab dich durchschaut, Schlaumeier! Jippie!

Daran ist so einiges falsch.

- Menschen ändern sich und die, die dauerhaft abnehmen, haben meist mehr Versuche hinter sich als Leute, die dick bleiben. In diesem Spiel gewinnen die, die nicht aufgeben. Wenn Ihr Vielfraß also betont, dass Sie es zum wiederholten Mal versuchen, lobt er Sie in Wahrheit für Ihre Beharrlichkeit!
- Wenn sich niemand ändern könnte, würde unsere Gesellschaft niemals irgendwas erreichen. Erfolg kommt immer durch Kurswechsel. Dass Sie 1000 Kilometer auf der Autobahn zurücklegen, ohne abzufahren, sagt nichts über Ihre Fähigkeit aus, einfach die nächste Abfahrt zu nehmen. Sie können jederzeit von der Autobahn abfahren, die Sie in die falsche Richtung führt. Jeder gute Börsenmakler wird Ihnen bestätigen: »Die Vergangenheit ist kein guter Anhaltspunkt für zukünftige Entwicklung.«
- Jeder hat Dinge in seinem Leben, die er lange Zeit nicht

hinbekommen hat, bis Durchhaltevermögen, Anleitung und innere Kraft schließlich doch zum Erfolg führten – tanzen lernen, kochen und sogar laufen. Praktisch alles Lohnende im Leben braucht mehrere Anläufe, manchmal sogar Jahre. Ihre Bereitschaft, sich aufzurappeln und es immer wieder zu versuchen, ist die Definition von Erfolg!

Am wichtigsten ist aber: Die einzige Zeit, mit dem Fressen aufzuhören, ist jetzt, in diesem Augenblick. Sie können nichts daran ändern, was Sie sich vor fünf Jahren, fünf Tagen oder auch nur vor fünf Minuten in den Mund gestopft haben, aber Sie können den gegenwärtigen Augenblick dazu nutzen, gesund zu sein.

Wenn Sie nicht zufällig den Bauplan für eine Zeitmaschine und das Geld und die Verbindungen haben, einen Quanten-Fluxkompensator, Dilithium-Kristall oder Warp-Antrieb zu erwerben, werden Sie auch nicht in die Zukunft springen und sich selbst überreden können, damit aufzuhören. Aber Sie haben jetzt, in diesem Augenblick, die Kontrolle über Ihre Beine, Arme, Mund und Zunge und sind absolut in der Lage, zu entscheiden, was Sie essen und was nicht. Nur Sie entscheiden darüber, was Sie kauen, schlucken und verdauen.

Sie können und müssen den jetzigen Augenblick nutzen, um gesund zu sein. Das ist tatsächlich der einzige Augenblick, über den Sie die Kontrolle haben. Selbst während ich dies schreibe, ist es immer jetzt. Mein letzter Satz (»Selbst während ich dies schreibe …«) liegt in der Vergangenheit … und nun liegt auch dieser Satz (»Mein letzter Satz …«) in der Vergangenheit. Aber ich habe die volle Kontrolle über alles, was ich schreibe, während diese Worte auf dem Monitor erscheinen, und ich kann frei entscheiden, was ich schreibe.

So wie Sie jetzt entscheiden können, was Sie essen.

Wir müssen immer den Augenblick nutzen, um gesund zu sein. Jetzt ist der einzige Augenblick, den wir haben. Wie Sartre sinngemäß sagte: Wir können in jedem Augenblick entscheiden, uns neu zu erschaffen.

Was machen Sie gerade?

Denken Sie mal darüber nach!

Trigger Nr. 36 – keine Zeit für Selbstfürsorge

Meiner Erfahrung nach haben Menschen, die Schwierigkeiten haben, ihre Selbstverpflichtungen einzuhalten, keine Probleme damit, ihre Verpflichtungen gegenüber anderen einzuhalten. Sie finden oft regelmäßig Zeit, sich um Ehepartner, Kinder und Enkel zu kümmern. Viele haben sehr stressige Jobs mit unzähligen Verpflichtungen, Terminen und anspruchsvollen Chefs. Bei manchen kommt noch Freiwilligenarbeit in Kirche, Synagoge oder Moschee hinzu und wieder andere pflegen zusammen mit Familienangehörigen und Freunden Hobbys, die viel Zeit in Anspruch nehmen.

All diese Menschen kommen ihren Verpflichtungen gegenüber anderen scheinbar ohne Fehl und Tadel nach. Für sie stehen immer die anderen an erster Stelle. Das ist aber dummerweise die falsche Einstellung, um sich an die eigene Diät zu halten! Sie müssen an erster Stelle stehen.

Nein, das ist nicht egoistisch! Sie können sich nämlich viel besser um andere kümmern, wenn Sie zuerst an sich selbst denken: Die Standardregel bei einem plötzlichen Druckverlust im Flugzeug ist, zuerst auf den Sitz der eigenen Sauerstoffmaske zu achten, bevor Sie Ihren Kindern oder Sitznachbarn helfen, weil Sie das nämlich nicht könnten, falls Ihnen selbst die Luft wegbleibt.

Gesundes Essen ist wie Sauerstoff: Es liefert Energie und Leben, sodass Sie sich um andere Menschen kümmern können. Junkfood ist dagegen wie Kohlendioxid: Es nimmt Ihnen das Leben und Sie können anderen nicht mehr helfen. Lassen Sie sich nicht täuschen, Ihr Vielfraß will, dass Sie das durcheinanderbringen. Er will, dass Sie die Bedürfnisse anderer über Ihre eigenen stellen und dadurch zu geschwächt sind, seinen Schreien nach Schweinefraß zu widerstehen. Aber Sie wissen es mittlerweile besser.

Setzen Sie sinnbildlich gesprochen zuerst Ihre Sauerstoffmaske auf: Nehmen Sie sich die Zeit zum Einkaufen, zum Kochen, zum Meditieren, für den Sport, für ein Nickerchen, oder was auch immer Sie brauchen, damit Sie gesund, voller Energie und bereit für das Leben sind.

Mit der Alternative ist wirklich niemandem geholfen!

Trigger Nr. 37 – Sie werden ewig auf der Hut sein müssen (und das ist definitiv zu lange)

Dies ist eine Variante des Schreis »Das kann nicht von Dauer sein«, aber Menschen fragen mich oft, ob sie jetzt beständig aufpassen müssen, dass der Vielfraß sie nicht übertölpelt. Das erfordere doch sicher eine lebenslange Anstrengung. Die einfache Antwort lautet:

Nein!

Sehen Sie, Ihr Vielfraß ist eigentlich ein Körperorgan, das Sie kontrollieren lernen und auf ein gesünderes Leben umprogrammieren, ähnlich wie Eierstöcke, Hoden und/oder

Blase. All diese Organe erzeugen ein Leben lang starke körperliche Verlangen und doch können wir alle durch simple Sozialisierung und Charakterstärke lernen, nicht in der Öffentlichkeit zu urinieren und nicht einfach den nächsten attraktiven Menschen zu küssen, bloß weil uns unsere Organe dazu drängen.

Sie können Ihr Reptiliengehirn genauso wenig aus dem Körper entfernen wie Ihre Blase. Aber Sie können die neurologischen Verbindungen herstellen, die seine Triebe auf die Ziele umlenken, die Sie gezielt und bewusst auswählen. Sie können zudem die schädlichen Nervenverbindungen unterbrechen, die diese Triebe an Schweinefraß koppeln. Jedes Verlangen ist eine Chance, dem Vielfraß zu widerstehen, das authentische Bedürfnis zu stärken und damit die Verbindung zur Sucht zu schwächen.

Stellen Sie sich vor, Sie lernen Auto fahren. Dabei müssen Sie anhand von Regeln eine Menge an Impulsen beherrschen lernen, bevor Sie den Führerschein erhalten. Aber kurz darauf beruhigt sich die Situation und alles wird zu einer Routine, über die Sie nicht mehr nachdenken müssen.

Wenn Sie lange genug dranbleiben und Ihren Körper regelmäßig und ausreichend ernähren, werden die Gelüste mit der Zeit fast vollständig verstummen.

Ich hoffe, das hilft.

Trigger Nr. 38 – Ich kann mir das gesunde Essen nicht leisten – das Kaki–Paradox

Kakipflaumen sind mein unumstrittenes Lieblingsessen. Sie schlagen alles, einschließlich Schokolade, Nudeln, Pizza, Brot und Butter, Bagels, Sandkeksen, Zwiebelsuppe, Lachs, gebratenen Miesmuscheln, Apfelkompott und selbst den Thunfischauflauf meiner Mutter (sorry, Mama!). Sie sind nur für etwa sechs Wochen im Herbst im Handel – sollten Sie also im Februar eine reife Kaki zu verkaufen haben, würde ich Ihnen eine meiner Nieren dafür anbieten!

Eines Tages hatte ich in der ersten Woche, in der sie Kakis verkauften, ein verrücktes Erlebnis im Biosupermarkt. Ich fiel fast rückwärts um, als ich den Laden betrat und eine ganze Schütte mit buchstäblich Hunderten von Kakis sah. Ich war im siebten Himmel!

Ich rannte zum Stand und füllte einen riesigen Beutel mit etwa 14 Früchten (sie sind erst vollreif wirklich genießbar, von den unreifen wird einem schlecht).

Dann hielt ich plötzlich inne, denn die Saison hatte gerade erst begonnen und sie kosteten 1,49 Dollar pro Stück!

Ich würde für meinen Beutel Kakis 20 Dollar hinlegen müssen!

Und auch wenn ich für eine Tüte Kakis fast meine Mutter verkaufen würde und 20 Dollar heutzutage wirklich nicht viel Geld für mich sind, brüllte ein großer, dicker Preispolizist in meinem Kopf: »Bist du bescheuert, Glenn? Du willst doch nicht wirklich 20 Dollar für eine Tüte Obst bezahlen!«

Und genau da liegt der Hase im Pfeffer.

Wie viel Geld hatte ich über die Jahre für Schweinefraß ausgegeben? Was ist die Arbeitszeit wert, die ich wegen der Erholung von Fressattacken verloren habe? Ich kann das noch nicht einmal annähernd einschätzen, aber es war mit Sicherheit hundertmal mehr als diese 20 Dollar.

Ich habe den großen Beutel Kakipflaumen schließlich doch gekauft und bin mit hoch erhobenem Kopf aus dem Supermarkt stolziert.

Warum?

Weil ich mich daran erinnert habe, dass ich Woche für Woche, ohne mit der Wimper zu zucken, 40 Dollar für »Decaf Venti Soy Lattes ohne Schaum« bei Starbucks gelassen habe.

Ich wollte verdammt sein, wenn ich mir von Starbucks einreden ließ, ich solle zweimal so viel Geld für ein Viertel der Nährstoffe und ein Zehntel des Genusses dieses riesigen Beutels Bioobst in meiner Hand bezahlen.

In diesem Moment hatte ich den Preisbann des Vielfraßes gebrochen.

Warum zum Teufel sollte ich nicht in mich selbst investieren und mir etwas kaufen, das meinen Essensregeln entspricht, im Rahmen meiner Ernährungsphilosophie gesund ist und mir auch noch unfassbar gut schmeckt?

Ich hatte den Vielfraßschrei kastriert.

Ergibt das einen Sinn?

Aber absolut!

Trigger Nr. 39 – unbewusste Fressattacken

Eine simple Strategie gegen Fressattacken auf Autopilot:

Für viele meiner Klienten fingen ihre Fressattacken nicht mit einem Vielfraßschrei an. Sie hatten vor dem Ereignis nichts von ihm gehört. Einige von ihnen beschrieben sogar eine seltsame losgelöste Erfahrung, indem sie sich plötzlich fressend in der Küche wiederfanden.

Am besten gehen Sie folgendermaßen damit um: Schreiben Sie alles auf, was Sie vor Ihrer letzten Fressattacke getan haben. Lassen Sie sich Zeit und beschreiben Sie so viele Details wie möglich. Was haben Sie am Morgen getan? Was passierte während des Tages? Vor allem: Was haben Sie in der Stunde vor der Fressattacke gemacht? Seien Sie auch hier so detailliert wie möglich. Schreiben Sie nicht nur: »Ich habe ferngesehen«, sondern beispielsweise: »Ich habe mir die Oscarverleihung angesehen und mich riesig gefreut, als Frances McPromi gewonnen hat.«

Schreiben Sie als Nächstes auf, was Sie während der Fressattacke gegessen haben, wenn möglich in welcher Reihenfolge und wo Sie waren, als Sie diese Dinge gegessen haben. Wie sahen sie vor dem ersten Bissen aus? Wie haben sie gerochen? Hatten Sie irgendwelche Zweifel? Denken Sie genau nach, schließlich waren Sie dabei!

Während dieser Übung passieren zwei Dinge. Zunächst werden Sie staunen, an wie viele Details Sie sich erinnern können. Sie werden feststellen, dass Sie nicht an einer vom Vielfraß verursachten Bewusstseinstrübung gelitten haben, denn Sie können sich an nahezu alles erinnern. Sie werden sich erinnern, dass Sie jederzeit hätten eingreifen und sich selbst stoppen können. Jede einzelne Erinnerung war eine Gelegenheit, die Kontrolle zurückzuerlangen. Sie haben aber nicht gewollt. Sie waren nicht bewusstlos, Sie hatten eine ganz bewusste Vielfraßparty.

Das ist viel besser, als Ihre Macht abzugeben, denn wenn Sie beschließen können, den Vielfraß freizulassen, können Sie ihn auch wieder einsperren. Wenn Sie sich aber von ihm einreden lassen, Sie seien machtlos, wann immer er das Ruder übernimmt, werden Sie immer in Angst vor dem nächsten Mal leben, wenn diese »mysteriöse Macht« Sie überwältigt. Es ist besser, sich für eine Entscheidung zu schämen, als sich auf ewig dem eigenen Vielfraß ausgeliefert zu fühlen.

Das Zweite, was Sie entdecken werden, ist, dass eine Emotion oder ein Ereignis den Vielfraßschrei ausgelöst hat, der die Fressattacke »rechtfertigt«. So entdeckte eine meiner Klientinnen, dass sie immer auf Autopilot völlerte, wenn sie mit ihrer Mutter telefonierte. Eine andere fraß an besonders stressigen Tagen im Büro. Wir konnten beide Probleme eliminieren, indem wir simple Regeln aufstellten, wie zum Beispiel: »Ich esse immer einen großen Salat, wenn ich mit Mutter telefoniere« oder auch: »Ich verlasse das Haus nie mehr ohne mein selbst gepacktes Lunchpaket.«

Nehmen Sie dem Vielfraß seine selbstherrlichen Behauptungen nicht ab.

Trigger Nr. 40 – Wir waren doch schon so lange brav

Wie feiert man die Tage ohne Fressattacke?

Auf diesen hinterlistigen Vielfraßschrei sind die meisten meiner Klienten schon einmal hereingefallen:

> Hey, wir sind doch jetzt schon eine ganze Zeit wirklich brav geblieben. Lass uns das mit einer großen, leckeren Fressattacke feiern! – *Liebe Grüße, Dein Vielfraß*

Schweinefraß ist aber keine Belohnung, sondern etwas, von dem Sie sich hinterher erst wieder erholen müssen, während Sie sich zutiefst schämen. Die einzige Art, eine fressattackenfreie Zeit zu feiern, ist mehr fressattackenfreie Zeit! Sie haben sich selbst ein Geschenk gemacht, nun machen Sie einfach weiter damit, bis in alle Ewigkeit!

Trigger Nr. 41 – Diese Gelüste werden nie aufhören, wenn Sie nicht nachgeben

Da kann ich Sie beruhigen: Ihre Gelüste werden nachlassen, selbst wenn Ihr Vielfraß Ihnen das Gegenteil androht.

Wenn Sie unter einer Hochbahnlinie wohnen – so wie ich in meiner Schulzeit –, hören Sie die Züge schon nach einigen Wochen nicht mehr. Ihr Gehirn regelt Ihre Reaktion auf diesen akustischen Superreiz herunter. Das Gleiche passiert, wenn Sie jeden Tag Schokolade essen: Ihr Körper regelt seine Reaktion auf natürliche Zucker aus Obst und Gemüse so weit herunter, dass sie einfach nicht mehr süß schmecken.

Das kann sogar so weit gehen, dass manche Menschen denken, sie brauchten Bonbons, um sich »normal zu fühlen«.

Dabei ist das Gegenteil wahr. Sobald Sie von der Hochbahnlinie wegziehen, empfinden Sie laute Geräusche binnen Wochen deutlich stärker. Verzichten Sie auf Zucker, sollten sich Ihre Geschmacksnerven regenerieren und in etwa der gleichen Zeit ihre Empfindlichkeit verdoppeln.

Ihr Vielfraß behauptet, Sie müssten ohne seinen Müll für immer leiden, aber das ist eine Lüge! Sie haben bereits gelesen, wie ich mein Verlangen nach Schokolade eliminiert habe. Dasselbe ist mir auch mit Mehl gelungen. Nach acht

Wochen war das Verlangen um etwa 80 Prozent zurückgegangen und nach rund sechs Monaten noch einmal um 80 Prozent, bis nur noch etwa 5 Prozent übrig blieben.

Diese Eliminationskurve (die meiner Erfahrung nach das Schwinden der Gelüste grob beschreibt) wird jedes Mal auf null zurückgesetzt, wenn Sie den Vielfraß freilassen.

Ich habe die Regeln nicht gemacht – köpfen Sie bitte nicht den Überbringer der Botschaft –, aber deshalb ist es so wichtig, sich immer wieder ins Gedächtnis zu rufen, dass wir unsere Süchte entweder eliminieren oder verstärken. Es gibt keinen Mittelweg.

Und noch ein Gedanke, da wir gerade dabei sind: Wenn Sie Gelüste verspüren, vergessen Sie nicht, dass sie den Kampf-oder-Flucht-Reflex im sympathischen Nervensystem aktivieren. Ihr Körper wähnt sich in einer Notlage. Diese Reaktion können Sie dämpfen, indem Sie stattdessen Ihr parasympathisches Nervensystem aktivieren. Spannen Sie alle Muskeln an, während Sie tief einatmen, und entspannen Sie sie wieder, während Sie ausatmen. Meditieren Sie. Gehen Sie spazieren. Streicheln Sie den Hund. Alles, was den Körper beruhigt und aus dem Überlebensmodus zurückholt, sollte auch gegen das Verlangen nach einer Fressattacke helfen.

Trigger Nr. 42 – Ich muss meine Fressattacken durch Fasten oder strenge Diäten wieder wettmachen

Was viele Menschen über Esssucht nicht wissen: Das Überessen ist eine Abhängigkeit von einem zweiteiligen Zyklus, der den Überlebensinstinkt überlistet, indem er ihm eine beständige Kampf-oder-Flucht-Situation vorgaukelt und so eine üble Abwärtsspirale schafft.

Die meisten Menschen versuchen, eine Fressattacke durch eine Zeit des Fastens, Sporttreibens oder Diäthaltens wettzumachen, und erzeugen damit ein schweres Kalorien- und/oder Nährstoffdefizit.

Sie muten ihrem Körper also nach jedem Überfluss eine Hungerszeit zu und merken gar nicht, dass sowohl der Überschuss- als auch der Mangelteil dieses Zyklus suchterzeugend sind, weil beide dem Gehirn signalisieren, dass Nahrung nur zu bestimmten kurzen Zeiten zur Verfügung steht.

Beide Seiten des Zyklus sorgen für einen beständigen Alarmzustand, bei dem das sympathische Nervensystem für eine möglicherweise bevorstehende Notzeit auf vollen Touren läuft und auf der konstanten Suche nach Kalorien und Nährstoffen ist. Genau auf diese Reaktion setzen unglücklicherweise die lebensmittelähnlichen Substanzen der Industrie, die Nahrung vortäuschen.

Übrigens macht Bulimie das Ganze noch zehnmal schlimmer, weil sie eine reale Notsituation im Körper schafft.

Deshalb ist es so wichtig, zu verstehen, dass meiner gar nicht so bescheidenen Meinung nach die einzige Lösung des Problems darin besteht, dem Gehirn zu versichern, dass Kalorien und Nährstoffe immer in ausreichender Menge vorhanden sind. Wie die Autorin des Bestsellers *W.A.I.T. Loss* [nur in engl. Sprache erhältlich; Anm. d. Red.], meine Kollegin Wendy Hendry, schreibt: »Sie müssen nach einer Fressattacke frühstücken, selbst wenn Sie keine Lust dazu haben!«

Trigger Nr. 43 – Ich habe
meine Essensregeln vergessen

Was, wenn Sie Ihre Essensregeln »vergessen«?

Es gibt so viele andere Verpflichtungen im Leben, deren Vernachlässigung wir uns nicht verzeihen, aber wenn es ums Essen geht, sind wir nicht nur sicher, dass es passieren wird, wir haben auch noch so viel Angst davor, dass wir die Entscheidung, uns zu ändern, auf den Sankt-Nimmerleins-Tag verschieben. »Was ist, wenn ich es vergesse?«, lautet eine häufige Frage.

So können Sie mit diesem Vielfraßschrei umgehen:

Rufen Sie sich alle Verpflichtungen ins Gedächtnis, bei denen ein Vergessen gar nicht erst infrage kommt. Das Hochzeitsgelübde »Ich werde mit keinem anderen schlafen, es sei denn, ich vergesse dieses Gelübde« ist keine Option. Sie können dem Verkehrspolizisten nicht weismachen, Sie hätten das Tempolimit schlicht vergessen. Sie können Ihrer Bank nicht erzählen, Sie hätten die Hypothekenrate halt vergessen. Verpflichtungen einzuhalten ist Teil des Erwachsenseins, Teil der Privilegien und Freiheiten unserer Gesellschaft.

Außerdem können Sie vor jede Ihrer Essensregeln die Worte »Ganz bewusst und mit voller Absicht« setzen. So wird aus »Ich werde von Montag bis Freitag nie wieder Schokolade essen« der Satz »Ich werde von Montag bis Freitag ganz bewusst und mit voller Absicht nie wieder Schokolade essen«. Auf diese Weise haben Sie keine Regeln gebrochen, wenn Sie es einmal vergessen, aber in dem Moment, in dem es Ihnen auffällt, sind Sie verpflichtet, sich wieder an den Plan zu halten.

Ihrem Vielfraß geht es bei diesem Spiel mit dem »Vergessen« nämlich darum, die Entscheidung, dem Schweinefraß abzuschwören und Ihre Gesundheits- und Fitnessziele zu verfolgen, aufzuschieben. Aber wir sind ihm auf die Schliche gekommen, nicht wahr?

Verabschieden Sie sich ein für alle Mal von allen Zweifeln, ob Sie sich dauerhaft an Ihren Plan halten können!

Trigger Nr. 44 – Sie glauben nicht, dass Sie Ihren Vielfraß einsperren können

Wenn Sie wirklich nicht glauben, dass Sie Ihren Vielfraß wegsperren können, versuchen Sie einmal diesen einfachen Trick:

Es gibt tatsächlich nur eins, das Menschen davon abhält, ihren Vielfraß einzusperren, das sie daran hindert, ihr Wunschgewicht zu erreichen, ihre Traumfigur zu bekommen und das Leben zu führen, das sie sich ersehnen …

… und das ist Selbstvertrauen!

Seien wir ehrlich, so ganz unter uns beiden, ja? Wenn Sie dies hier lesen, ist es sehr wahrscheinlich, dass Sie zumindest leise Zweifel hegen, Ihren Vielfraß auf Dauer einsperren zu können.

Dabei gibt es eine Möglichkeit, dieses Selbstvertrauen schnell aufzubauen:

Sie bringen sich selbst in eine sehr schwierige Lage.

Gehen Sie in Ihr Lieblings-Schweinefraß-Restaurant, bestellen Sie sich eine Flasche Wasser (nichts anderes!) und sehen Sie anderen dabei zu, wie sie den Schweinefraß essen, von dem Ihr Vielfraß glaubt, nicht ohne ihn leben zu können. Und dann gehen Sie, ohne auch nur einen Bissen gegessen zu haben. Danach halten Sie weitere 24 Stunden durch, ohne zu völlern – oder so lange es nötig ist!

Versuchen Sie während dieses Experiments nicht abzunehmen. Sie sollten sogar ganz im Gegenteil vorher, währenddessen und hinterher reichlich gesundes Essen zu sich nehmen. Hier geht es nicht ums Abnehmen, sondern darum, sich selbst zu beweisen, dass Sie viel stärker sind, als Sie selbst glauben – und viel stärker, als Ihr Vielfraß glaubt!

Wenn der das nächste Mal nach Schweinefraß quengelt, erinnern Sie sich an diesen Sieg, wie stark Sie waren, und befehlen Sie ihm, das Maul zu halten, weil Sie nichts von dem Leben abhält, das Sie für sich ersehnen.

Verstanden? Gut! Dann los!

Trigger Nr. 45 – Was ist, wenn *Nie wieder Fressattacken* für Sie nicht funktioniert?

Das mag sich jetzt seltsam anhören, aber beim *Nie wieder Fressattacken*-System gibt es nichts, das »funktionieren« oder »nicht funktionieren« könnte. Es ist nur eine Kodifizierung vernünftigen Verhaltens in einem handlichen Paket, die (a) deutlich macht, dass wir alle über einen freien Willen und die Fähigkeit verfügen, uns selbst zu kontrollieren, und (b) uns dabei hilft, unsere Problembereiche zu definieren und zu entscheiden, wie wir mit ihnen umgehen wollen.

Nie wieder Fressattacken ist keine Operation, Pille oder Medizin, die an Ihnen wirkt. Es kann Sie nicht gesund machen. Es räumt nur all den Unsinn aus dem Weg, der behauptet, wir könnten uns nicht selbst kontrollieren, und jeden Erfolg versprechenden Lösungsansatz in Abrede stellt. *Nie wieder Fressattacken* ist keine Therapie. Es ist schlicht eine gut organisierte, leicht verständliche und einfach umzusetzende Information, wie Sie Ihre Fähigkeit der freien Wahl wiedererlangen können. Wenn man aber einmal die Fähigkeit hat, zu entscheiden, kann man sich auch gegen etwas entscheiden.

Ich behaupte, dass es unendlich viel gesünder ist, zu wissen, dass Sie sich gerade frei dafür entscheiden, nicht gesund zu essen, als sich hilflos einer mysteriösen Krankheit oder einer unwiderstehlichen Macht ausgeliefert zu fühlen. Wenn Sie nämlich die Wahlmöglichkeit erkennen, können Sie zumindest beim nächsten Mal etwas dagegen tun, statt immer tiefer und tiefer in den Abgrund zu schlittern, während Sie darauf warten, dass etwas für Sie »funktioniert«.

Nichts kann für Sie funktionieren, es sei denn, Sie selbst!

Sie haben eine Wahl, egal, was Ihr Vielfraß über das Essen sagt, egal, was er in der Vergangenheit getan hat, und egal, wie oft er es getan hat! Wie wollen Sie sich entscheiden?

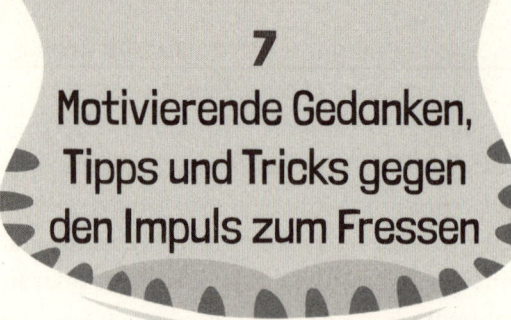

7

Motivierende Gedanken, Tipps und Tricks gegen den Impuls zum Fressen

»Die Last, es nicht versucht zu haben, schmerzt mehr und wiegt schwerer, als Ihr persönliches Übergewicht es je könnte.« – *unbekannter Autor*

Dieses letzte Kapitel ist vielleicht das wichtigste und soll unsere Erkenntnisse zu den 45 Auslösern noch zusätzlich verstärken. Hier finden Sie all die motivierenden Einsichten, die auf den vorigen Seiten nicht wirklich passten und doch für nahezu jeden dieser Auslöser gelten können. Lesen Sie die folgenden Seiten aufmerksam – es lohnt sich, das verspreche ich Ihnen.

Die ultimative Lösung Ihrer Essprobleme in vier Worten

Wollen Sie wissen, worauf Ihr Essproblem zusammengefasst hinausläuft? Ihr Vielfraß will, dass Sie »irgendwann« mit dem gesunden Essen anfangen, dabei gibt es nur einen geeigneten Moment, und der ist jetzt! Wenn Sie heute fressen, wird der Impuls dazu morgen noch stärker sein, sodass »irgendwann« in immer größere Ferne rückt. So funktioniert unsere Neurologie. Die einzige Lösung lautet:

Essen Sie jetzt gesund!
Jetzt, in diesem Augenblick!

Nicht etwa »direkt, nachdem ich diesen Cupcake und diese Tüte Chips aufgegessen habe«, sondern jetzt sofort! Wählen Sie immer den jetzigen Augenblick, um gesund zu leben. Immer. Wenn Sie also gerade etwas in der Hand oder im Mund haben, während Sie diese Zeilen lesen, stehen Sie auf und werfen Sie den Rest sofort in den Müll! Wenn Sie gerade etwas kauen oder schlucken wollen, von dem Sie wissen, dass es Gift für Sie ist, gehen Sie ins Bad und spucken Sie es in die Toilette, wo es hingehört. Egal, wie viel davon Sie schon gegessen haben, es ist immer noch besser, zumindest auf diese Bissen zu verzichten. Das ist nämlich das erste eindeutige Signal an sich selbst, dass Sie ab jetzt und für immer gesund leben werden.

Wenn Sie immer und immer wieder nach diesem Mantra (»Essen Sie jetzt gesund«) leben, leben Sie immer und auf Dauer gesund, denn es ist ja immer jetzt. Sie können den Rest Ihres Lebens ohne diese dunkle Wolke des »später« über Ihrem Kopf leben. So einfach ist das.

Belegte Erfolge helfen Ihnen in Ihrem Kampf

Ich habe immer wieder davon geschrieben, wie uns der Vielfraß entmutigt, indem er auf Belege des Scheiterns pocht. Wenn Sie auch nur einen Fehler machen, will er mit diesem isolierten Ereignis belegen, dass Sie sich nie ändern können und nichts Sie vom Überessen abhalten kann. Sie müssen dieser Argumentation aber nicht folgen. Sie können stattdessen Belege für Erfolge sammeln und so eine positive Feedbackschleife schaffen, die Ihnen die nötige Energie und Motivation liefert, um Ihren Essensplan wasserdicht zu machen und sich an ihn zu halten, bis er Ihnen zur zweiten Natur geworden ist.

Wie können Sie das tun? Beginnen Sie, indem Sie die folgenden Fragen zu Ihrer Beziehung zum Essen beantworten, seit Sie *Nie wieder Fressattacken* gelesen haben:

- Konnten Sie auch nur eine Fressattacke vermeiden, der Sie zuvor erlegen wären?
- Haben Sie aufgehört zuzunehmen, auch wenn Sie nicht abgenommen haben? Vielleicht haben Sie auch einfach nur die Rate Ihrer Gewichtszunahme verlangsamen können?
- Haben Sie ein Pfund oder vielleicht sogar mehrere Pfunde abgenommen?
- Konnten Sie bisher unwiderstehliche Dinge zurückweisen, die man Ihnen angeboten hat (mindestens einmal)?
- Konnten Sie mindestens einmal in der Öffentlichkeit das Überessen vermeiden, wo Sie zuvor gescheitert sind?
- Haben Sie wenigstens eine Essensregel eindeutig formuliert? Vielleicht sogar mehrere?
- Konnten Sie Schuld- und Schamgefühle in Bezug auf einen Fehltritt mindestens einmal dem Vielfraß zuschreiben (er will, dass Sie sich auf diese Gefühle konzentrieren, um Sie für die nächste Versuchung zu schwächen)? Mehr als einmal?

Wenn Sie auch nur eine der Fragen mit »Ja« beantworten können, haben Sie bereits den ersten Schritt zur Veränderung gemacht.

Wenn Sie drei Fragen mit »Ja« beantworten können, dann sind Sie auf dem richtigen Kurs, Ihr Verhältnis zum Essen zu verändern.

Sollten Sie sogar vier oder mehr Fragen mit »Ja« beantworten können, machen Sie alles richtig und sollten allen Grund zur Zuversicht haben!

Verstehen Sie? Wir haben uns nicht darauf konzentriert, was Sie nicht getan haben, sondern darauf, was Ihnen gelungen ist. Machen Sie das täglich und alles ist gut.

Sinn, Ziel und Bedeutung in *Nie wieder Fressattacken* finden

Die Fähigkeit, einen Entschluss durchzuhalten, ist die Fähigkeit, den Dschungel zu verlassen und zu erkennen, was uns zum Menschen macht. Kurzfristige Belohnung gegen ein langfristiges Ziel zu tauschen ist der Kern dessen, was Zivilisation ermöglicht.

Die körperlichen Bedürfnisse zu beherrschen und sie der Kontrolle des Verstandes zu unterstellen, ist, was die Selbstverwirklichung vorantreibt.

Wenn Sie sagen: »Ich werde nie wieder Fressattacken haben«, sagen Sie eigentlich: »Ich bin kein Tier – ich bin ein Mensch, und als solcher treffe ich all meine schwierigen Essensentscheidungen mit meinem Intellekt und nicht mit meinen Emotionen.«

Ihr innerer Vielfraß hasst das. Er will nämlich nicht, dass Sie Ihr inneres Selbst finden oder sich gar dem Leben gewachsen fühlen. Ihm ist lieber, wenn Sie unablässig darüber sinnieren, wie unfähig Sie eigentlich sind, dass Ihr Leben keinen Sinn hat, und dass das einzige Ding von Wert Schweinefraß ist.

Dabei sind Sie unermesslich wertvoll. Ohne Schweinefraß sind wir alle zu faszinierenden und inspirierenden Dingen fähig. Das ist unser Geburtsrecht!

»Ich werde nie wieder Schweinefraß essen« ist natürlich eine grobe Vereinfachung dessen, was im Kern seines Wesens eine Erklärung von Charakter, Bedeutung und Sinn ist. Was es eigentlich sagt, ist: »Ich bin ein Mensch und weigere mich, meinen animalischen Trieben ausgeliefert zu sein. Ich erkenne an, dass ich sie ganz bewusst auf das Erreichen konstruktiver menschlicher Ziele lenken kann. Von diesem Tag an erkläre ich mich über diesen Impulsen stehend und absolut in der Lage, sie für sinnvolle und bedeutsame Ziele einzusetzen, statt sie auf bedeutungslosen kurzfristigen Lustgewinn und die darauffolgende Erholung zu verschwenden. Ich bin über jedes Maß hinaus stark und fähig. Von diesem Tag an werden meine Impulse mir gehorchen und ich werde nie wieder ihr Sklave sein. Ich werde nie wieder Fressattacken haben!«

Es heißt »Ich werde nicht« und nicht etwa »Ich darf nicht«.

Es macht einen Riesenunterschied, ob man sagt: »Ich *darf* dieses und jenes nicht essen«, oder ob man sagt: »Ich *werde* dieses und jenes nicht essen«, aber den meisten Menschen fällt das überhaupt nicht auf! Wenn Sie zum Beispiel sagen: »Ich darf keinen Zucker essen«, nehmen Sie eine kindhafte Haltung ein – ein großer, böser Erwachsener, vielleicht Ihr Arzt oder Ihr Ehepartner, verbietet es Ihnen. Wenn Sie aber sagen: »Ich esse keinen Zucker«, machen Sie deutlich, dass Sie eine ganz bewusste, erwachsene Entscheidung treffen. Sie haben Für und Wider abgewägt und bei gesundem Verstand und Körper die beste Entscheidung getroffen.

Machen Sie es sich also zur Gewohnheit zu sagen »Ich tue das nicht« und nicht »Ich darf das nicht«.

Macht das Sinn, oder macht das Sinn?

Fragen Sie nicht: »Warum kann ich nicht?«, fragen Sie: »Wie kann ich?«

Hier kommt ein einfacher, aber ungemein wichtiger Tipp!

Wenn Sie fragen: »Warum kann ich nicht mit dem Fressen aufhören?«, beauftragen Sie in Wahrheit Ihr Gehirn, Belege dafür zu finden, dass Sie nicht mit dem Fressen aufhören können. Am Ende haben Sie genügend Belege zusammen, dass Sie wirklich an Ihr Versagen glauben.

Wenn Sie aber fragen: »Wie kann ich mit dem Fressen aufhören?«, programmieren Sie Ihr Gehirn darauf, alle Belege zu finden, mit denen es Sie überzeugen kann, dass Sie aufhören können. Sie erkennen schließlich, dass Sie es wirklich schaffen können.

Fragen Sie nicht: »Warum kann ich nicht?«, fragen Sie: »Wie kann ich?«

Sie können sich diesen Satz eintätowieren lassen.

Hinweis: Natürlich ist es voll und ganz Ihnen überlassen, ob Sie sich ein Tattoo zulegen oder nicht. Aber vielleicht wollen Sie ja doch. Schieben Sie dann aber bitte Ihre Midlife-Crisis nicht auf dieses Buch. Wenn Sie sich aber ein Tattoo zulegen, schicken Sie mir bitte ein Foto – support@neverbingeagain.com – okay? Aber bitte nur Fotos schicken, nicht persönlich vorbeibringen ... es sein denn, Sie sind eine intelligente, gesundheitsbesessene, leidenschaftliche, empathische, heiratswillige Schönheit mit einer Vorliebe für jüdische Ärzte mittleren Alters, Sport, alte Filme und warmes Klima. Das sollte ausreichen, denke ich.

Fühlen Sie sich gelegentlich verloren?

Hier kommt eine andere Sichtweise auf das oben Gesagte.

Haben Sie sich schon mal so richtig verloren gefühlt? So als wäre nichts mehr von der Frau oder dem Mann von früher übrig, von all den Hoffnungen, Träumen und Zielen der Jugend?

Liegen die letzten Funken dieses einst lodernden Feuers so tief unter einem Berg schlechten Essens (und anderer Süchte) begraben, dass Sie fürchten, die Flammen nie wieder entzünden zu können?

Fürchten Sie, die notwendige Einstellung nie zu finden, die Sie brauchen, um mit all diesen negativen Dingen aufzuhören und wieder besser leben zu können?

Warten Sie darauf, dieses Feuer neu zu entfachen, bevor Sie wagen, diese negativen Dinge anzugehen? Hoffen Sie, mit genügend Entschlossenheit gesegnet zu werden, um zu tun, was für ein gesünderes und sinnerfülltes Leben notwendig ist?

Dann habe ich eine Neuigkeit für Sie: Ihre Süchte verführen Sie dazu, das Pferd von hinten aufzuzäumen.

Sie sollten nämlich nicht darauf warten, dass Sie Entschlossenheit und Motivation finden, die Dinge zu eliminieren, die Ihren Geist zermürben und Ihren Körper zerstören.

Wenden Sie sich stattdessen von diesen negativen Angewohnheiten ab, damit Ihre Bestimmung Sie finden kann!

Ich verspreche Ihnen: Sie haben eine wunderbare Bestimmung auf dieser Welt ...

Eine Bestimmung, die Ihnen sagt, dass Sie über alle Maßen bedeutsam und mächtig sind!

Die mehr als ausreichend Motivation liefert, um all diese kurzfristigen Befriedigungen im Vergleich dazu erbärmlich und uninteressant wirken zu lassen.

Der Weg dahin führt aber nicht über Hoffen, Beten und Warten, während Sie am Fluss meditieren.

Sie müssen Ihre Bestimmung nicht einmal aktiv suchen!

Ihre Bestimmung ist etwas, was Sie entdecken, wenn Sie sich dem Leben hundertprozentig auf liebevolle und konsistente Weise zuwenden.

Sie müssen erst den ganzen Müll beiseiteräumen, damit Ihre Bestimmung Sie auch finden kann.

Wenden Sie sich einfach von Ihrer Sucht ab, sehen Sie sich um und schauen Sie, was passiert.

Ihre Bestimmung wird Sie eher früher als später finden.

Bestimmung verlangt Gegenwärtigkeit.

Süchte sind Ihre Feinde.

Warten Sie nicht darauf, dass Ihre Bestimmung Ihre Sucht beseitigt.

Geben Sie Ihre Sucht auf und öffnen Sie sich für Ihre Bestimmung.

Sie existiert, das verspreche ich Ihnen. Sie müssen nur lange genug da sein, um sie zu empfangen.

Aus tiefstem Herzen

Wenn Sie immer noch mit dem Essen kämpfen, möchte ich Ihnen aus tiefstem Herzen zurufen:

Ich weiß, dass Sie es schaffen können.

Ich habe bisher noch niemanden getroffen, der tiefer dringesteckt hätte als ich.

Der seine Tage mit dem Gedanken an Essen verbracht hat.

Der nächtelang unter Bergen von Essen begraben lag.

Der vor seinem Kühlschrank saß und sich fragte, was bloß mit ihm nicht stimmt.

Der den Unterkiefer ausklinken und sich die Auslage eines Feinkostgeschäfts in den Mund kippen konnte.

Ich weiß, wie schlimm es sein kann!

Und ich weiß auch, wie grob vereinfachend meine Lösung auf den ersten Blick wirkt.

Ich möchte aber, dass Sie alle sich die Frage stellen, ob über zweitausend Rezensionen auf Amazon alle gelogen sein können. Es gibt nämlich mehr als zweitausend Menschen, denen es die Sache wert war, sich bei Amazon einzuloggen und eine Rezension zu schreiben.

Es muss also etwas an der Sache dran sein.

Jetzt wird Ihr Vielfraß natürlich sagen:

Ja, das funktioniert für die, aber niemals für uns, wir sind nämlich anders! Unsere Gene lassen das nicht zu. Glenn hat keine Ahnung von deinem stressigen Leben. Er muss ja nicht mit einem streitsüchtigen Ehepartner leben, der beständig Schweinefraß isst. Glenn ist 1,93 m und sportlich. Der kann Kalorien verbrennen und problemlos essen. Glenn kriegt nie wie wir einen fetten Arsch. Er lebt in einer Großstadt mit einer Riesenauswahl an Essen. Glenn ist Psychologe und richtig schlau.

Bla, bla, bla … Leute, ich habe 600 000 Leser und Hunderte von Klienten behandelt. Ich habe das alles schon gehört.

Sprechen Sie mir nach: »Ich bin nicht anders.«

Jeder hat mehr oder weniger denselben Vielfraß.

Als ich damit anfing, mit Klienten nach dem Prinzip von *Nie wieder Fressattacken* zu arbeiten, war ich mir ziemlich sicher, Tausende kreative Vielfraßschreie zu hören zu bekommen, deren Entschlüsselung mich an den Rand meiner Kräfte bringen würde. Aber nach mehreren Jahren habe ich nicht mehr als fünfzig Stück identifiziert. Und ich habe Antworten auf jeden einzelnen. Ich durchschaue die Halbwahrheiten und Lügen in jedem einzelnen dieser Schreie.

Sie sind nicht anders. Wenn Sie mich in den kreischenden Wahnsinn treiben wollen, machen Sie ruhig und erzählen Sie mir als der Drölfzigmillionste, dass ich mich ausgerechnet bei Ihnen irre!

Ihr Vielfraß unterscheidet sich nur wenig von all den anderen Vielfraßen.

Wenn Sie nicht gerade durch eine Gehirnoperation die Fähigkeit eingebüßt haben, Ihre Hände, Arme, Beine, Mund und Zunge zu steuern, unterscheidet sich Ihr Nervensystem nicht entscheidend von dem anderer Menschen.

**Sie können wie jeder andere auch steuern,
was in Ihren Mund gelangt.**

Egal, was Sie vielleicht von den sogenannten Experten unserer Gesellschaft (und vor allem von den 12-Schritte-Jüngern) gehört haben mögen.

Ich bin im tiefsten Grunde meines Herzens davon überzeugt, dass Sie es schaffen können!

Was, wenn ich recht habe?

Ein paar Mantras, die helfen können, wenn eine Fressattacke droht

Eine der häufigsten Fragen meiner Klienten lautet: »Was kann ich mir selbst in dem Moment sagen, in dem ich versucht bin, alle Vernunft über Bord zu schmeißen und zu fressen?« Hier sind einige Sätze, die sich schon unzählige Male für meine Klienten und Leser bewährt haben:

- »Nicht einen Bissen!«
  Sich selbst zu ermahnen, niemals auch nur einen Bissen zu nehmen, der von Ihrem Essensplan abweicht, kontert zahlreiche Vielfraßschreie wie »Ein Bissen kann nicht schaden« oder »Ist doch nur ein kleiner Bissen« oder auch »Wir können ja morgen wieder brav sein«. Schon ein Bissen schadet. Er verstärkt das Verhaltensmuster und macht es schwerer, morgen wieder gesund zu essen. Ein Bissen kann schon eine Tragödie sein. Nicht einen Bissen!
- »Ich wähle immer das Jetzt, um gesund zu sein.«
  Ihr Vielfraß wird Sie davon überzeugen wollen, dass der Augenblick nicht zählt. Dass nichts, was Sie in der Gegen-

wart tun, Sie dazu bringt, in der Zukunft zu völlern, sodass Sie sich gar nicht erst die Mühe machen müssen, sich bewusst gesund zu ernähren. Dieses Mantra holt Sie ins Hier und Jetzt zurück, der einzigen Zeit, zu der Sie essen können. Nutzen Sie immer das Jetzt, um gesund zu sein, und Sie liegen immer richtig. ;-)

- »Jede Begierde ist eine Gelegenheit.«
Jede Begierde ist tatsächlich eine Gelegenheit, Ihre Begierden weiter zu verringern! Wenn Sie nämlich nach etwas Schlechtem verlangen, aber stattdessen etwas Gesundes essen, bilden Sie eine neue Nervenverbindung, die die alte schwächt. Wenn es mich beispielsweise nach Nudeln verlangt, ich aber stattdessen einen Berg gesundes Obst esse, bringe ich meinem Überlebensinstinkt bei, seine Energie auf Obst zu richten und nicht auf Nudeln. Das würde ohne das Verlangen nach Nudeln nicht funktionieren. Deshalb ist jedes Verlangen wirklich eine Gelegenheit. Wenn Sie das Verlangen begrüßen, lernen Sie umso schneller, sich selbst auf ein gesünderes Leben umzuprogrammieren.

- »Wenn Sie sechs Probleme haben und dann fressen, haben Sie sieben Probleme!«
Der Vielfraß will Ihnen weismachen, dass Schweinefraß die Lösung für all Ihre Probleme sei, aber in Wahrheit bringt er nur mehr Stress in Ihr Leben. Ihre Verdauung muss sich davon erholen und es kann eine Woche oder länger dauern, das zusätzliche Gewicht an Schenkeln, Hüften, Bauch und Gesicht wieder loszuwerden. Ihr Blutzucker gerät durcheinander und Sie werden wahrscheinlich einige schlappe, kraftlose Stunden erleben, die Ihnen die Energie rauben, die ursprünglichen Probleme zu lösen. Wenn Sie sechs Probleme haben und dann völlern, haben Sie hinterher sieben Probleme.

- »Gefühle sind keine Fakten!«
  Nur weil jede Zelle Ihres Körpers mit Leibeskräften nach Schweinefraß brüllt, um zu überleben, muss das noch lange nicht stimmen. Der ganze Zweck des industriell produzierten Essens besteht darin, Ihr Urteilsvermögen auszuhebeln und Ihnen das Gefühl zu vermitteln, dass Sie es »brauchen«. Tun Sie aber nicht! Nur weil Mama, Papa, Schwester, beste Freundin oder Ihr Hund glauben, dass Sie bescheuert sind, weil Sie sich gesund ernähren wollen, ist das noch lange nicht richtig. Und nur weil es sich so anfühlt, als würden Sie niemals aufhören zu fressen und Ihr Idealgewicht erreichen, heißt das nicht, dass das auch so ist. Wenn auch nur ein Mensch jahrzehntelang »unkontrollierbar« fressen und dann aufhören kann, dann können Sie das auch. Sie sind nicht anders! Wenn einer es schaffen kann, kann jeder andere das auch.
- »Wenn Sie durch die Hölle gehen, gehen Sie weiter!«
  Ihr Vielfraß wird Ihnen einreden wollen, dass die Probleme ewig andauern und Schweinefraß die einzig sinnvolle Antwort ist. In Wahrheit können Sie Ihre Probleme aber hinter sich lassen, wenn Sie einfach weitergehen. Gehen Sie also weiter!
- »Morgen kann ich alles essen, was ich will.«
  Das ist ein bisschen schwieriger, aber sehr wirksam, sobald man es einmal verstanden hat. Das Ziel von *Nie wieder Fressattacken* besteht nämlich darin, all Ihre wichtigen Essentscheidungen Ihrem Intellekt zu unterstellen und nicht Ihren Emotionen oder Ihrem Körper (wo sie bisher für all den Ärger sorgen). Dies erreichen wir, indem wir buchstabengetreu einem schriftlichen Essensplan (einem Regelwerk für das Essen) folgen. Wir können diesen Plan aber ändern, wenn wir wirklich wollen, sofern wir (a) präzise aufschreiben, was sich ändert und wo die neuen

Grenzen liegen, (b) genau wissen, warum wir etwas ändern, und (c) 24 bis 48 Stunden warten, bevor wir die Veränderung auch umsetzen. Alle drei Bedingungen sind wichtig. (a) Wir müssen exakt wissen, wo die Mitte der Zielscheibe beginnt und endet, damit wir nicht ins Blaue schießen und möglicherweise jemand durch unsere blinde Schießerei Schaden nimmt. (b) Sie müssen präzise und in logisch nachvollziehbaren Gedankengängen angeben können, warum Sie diese Veränderungen vornehmen wollen. (c) Sie müssen mindestens 24 Stunden warten, weil der Vielfraß sonst einfach willkürliche Änderungen zu seinen Gunsten vornehmen kann. Das gibt Ihnen auch die Gelegenheit, sich gründlich zu überlegen, ob die Gründe hinter (a) und (b) stimmig sind (im gesetzgeberischen Prozess gibt es in der Regel eine Phase der Diskussionen und eine Übergangszeit, bevor ein Gesetz in Kraft tritt – dafür gibt es gute Gründe!). Eine alternative Form dieses Mantras, die manchen Menschen hilft, lautet: »Es ist mir nicht verboten, ich will es nur einfach nicht.«

- »Das ist nicht meine Idee von Freiheit!«

Freiheit ist der Grund für Disziplin, nicht ihr Gegenteil. Ein Jazzpianist kann seine Seele nur in der Improvisation ausdrücken, wenn er zuvor Jahre mit dem Üben von Tonleitern zugebracht hat. Er kann sich nur improvisierend aus dem musikalischen Korsett lösen, weil er weiß, wo es beginnt und endet, und jederzeit wieder hineinfindet. Ihr Auto erweitert Ihre Bewegungsfreiheit nur dank der Disziplin der Ingenieure, die es so konstruiert haben, dass die Räder sich nur um 30 Grad drehen können, wenn Sie am Lenkrad drehen. Sie können fahren, wohin Sie wollen, weil sich die Menschen auf Ampeln und Stoppschilder geeinigt haben. Sie können Essen nur frei und mit großer Befriedigung genießen, weil Sie genau wissen, was Sie sich in den Mund stecken sollten und was nicht. Im Schweinefraß liegt keine Freiheit, sondern Sklaverei. Seien Sie kein Sklave Ihrer Impulse! Erobern Sie sich Ihre Freiheit zurück! Ein alternatives Mantra lautet: »Jedes Mal, wenn ich Nein zum Schweinefraß sage, sage ich Ja zur Freiheit.«

- »Hunger bedeutet, dass das Fett schmilzt!«
Das muss man natürlich mit Vorsicht anwenden und dann auch nur, wenn Sie faktisch sicher sind, dass Ihr Körper bis auf ein kleines Kaloriendefizit (ein bis zwei Pfund pro Woche) ausreichend ernährt ist. Dieses Mantra sollte man auch nur anwenden, wenn man wirklich abnehmen muss. Wenn aber all das auf Sie zutrifft, dürfen Sie stolz auf Ihren Hunger sein und lernen, ihn zu genießen, weil Sie ihn zumindest in Maßen aushalten müssen, um Ihr Wunschgewicht zu erreichen. Manche Menschen fassen sich in dieser Situation an ihre Polster und rufen: »Weg mit dir! Weg!«

- »Mein zukünftiges Ich wird mir danken!«
Ihr Vielfraß mag unglücklich sein, dass Sie im Augenblick keinen Schweinefraß essen mögen, aber Sie werden in der Zukunft glücklich sein, dass Sie darauf verzichtet haben. Mein Vielfraß war sauer wegen all der Dinge, die ich nicht mehr gegessen habe, aber ich habe es keine Sekunde bereut, ihm keinen Schweinefraß mehr gegeben zu haben!

- »Das ist nicht mein Essen« und/oder »Das bin ich nicht mehr«.
Ich kannte mal eine Frau, die eine Bäckerei besaß, als sie erkannte, dass sie ihren Vielfraß nicht mehr mit Mehl und Zucker füttern durfte. Sie glauben wahrscheinlich, dass das eine missliche Lage für sie war, weil sie ja nicht nur den ganzen Tag von Schweinefraß umgeben war, sondern ihn auch noch appetitlich aussehen lassen musste,

um ihn verkaufen zu können. Sie sagte: »Kein Problem. Sobald ich mal in Versuchung komme, sage ich einfach ›Das ist nicht mein Essen‹.«

- »Ich entscheide mich hier und jetzt für die bessere Lösung.«
Da die Zukunft eine unendliche Abfolge von »hier und jetzt« ist, werden Sie sich mit diesem Mantra immer für die bessere Lösung entscheiden.

- »Vielfraß, du versuchst, mich zu ermorden, aber ich bin dir auf die Schliche gekommen!«
In unserer Gesellschaft scheint es ein stillschweigendes Übereinkommen zu geben, uns langsam mit Essen umzubringen. Wir alle sitzen in Restaurants und Fast-Food-Läden und schaufeln uns unnatürliche Konzentrationen von Fett, Zucker, Salz, Stärke und Exzitotoxinen in den Mund. Wir machen Witze darüber. Wir lachen und unterstützen uns gegenseitig dabei, das Ganze zu genießen. Aber die Statistiken lügen nicht: Wir bringen uns tatsächlich mit Schweinefraß um. Lassen Sie sich nicht von Ihrem Vielfraß täuschen. Sie sind ihm auf die Schliche gekommen!

- »Jeder Bissen ist eine Gelegenheit, Selbstfürsorge statt Selbstverletzung mit Essen zu betreiben!«
Den Prinzipien der Neuroplastizität zufolge verstärken wir entweder unsere Süchte oder eliminieren sie. Es gibt keinen »Mittelweg«. »Morgen wieder anzufangen« ist Unfug. Wenn Sie heute die Grube tiefer graben, ist es morgen umso schwerer, wieder in Gang zu kommen. Wenn Sie aber jetzt anfangen, ist es morgen einfacher. Jeder Moment ist eine Gelegenheit zur Selbstfürsorge statt für Selbstverletzung mit Essen. Welche Option wählen Sie?

- »Zum Teufel mit euch!«
Wenn es Sie nach einem industriellen Fraß gelüstet, sagen Sie »Zum Teufel mit euch!« an die Adresse der Großkon-

zerne mit ihrem überproduzierten Fraß. Verweigern Sie denen Ihr Geld und die Befriedigung, Sie von ihrem Müll abhängig gemacht zu haben. Wecken Sie den Rebellen in sich – denselben, der früher versucht hat, Sie von Ihrem Essensplan abzubringen –, um Ihnen jetzt zu helfen. »Zum Teufel mit euch!«

- »Ich esse nicht aus dem Impuls heraus!«
  Planen Sie Ihre Mahlzeiten für den Tag im Voraus und halten Sie sich an den Plan. Wenn Ihr Vielfraß dann versucht, Sie mit einem spontanen Verlangen aus der Bahn zu werfen, sagen Sie: »Ich esse niemals aus dem Impuls heraus!«, und wenden sich Ihrer geplanten Mahlzeit zu. Essen Sie nie spontan.
- »Es gibt keinen Arzt auf der Welt, der einen Zucker- und/ oder Mehlmangel diagnostiziert!«
  Muss ich noch mehr sagen?

Schließlich habe ich noch zwei weitere Mantras, die helfen, wenn Sie von dem in Versuchung geraten, was Ihr Ehepartner, Geliebter oder Ihre Kinder essen, tun oder sagen:

- »Laufen Sie Ihr eigenes Rennen.«
  Vergessen Sie nicht: Jeder hat seinen ganz eigenen Essensplan. Der Schweinefraß des einen ist die gesunde Belohnung des anderen, egal, ob er *Nie wieder Fressattacken* gelesen hat. Ihr Vielfraß will unbedingt, dass Sie sich mit dem Essen der anderen befassen. Sie sollen sich zurückgesetzt fühlen, statt sich auf das zu konzentrieren, was der Schweinefraß Ihnen raubt (Energie, Gesundheit, Produktivität, Geistesgegenwart, Leben!). Sie sollen sich ungerecht behandelt fühlen, dass Sie alles in Maßen essen dürfen sollten, vor allem das, was andere Leute essen. Er möchte am liebsten, wenn Sie Ihrem Nächsten auch noch den letzten Bissen aus den Händen (und möglichst auch

aus dem Mund) reißen, um es selber zu verschlingen. Zum Teufel mit seinen Schreien! Leben Sie Ihr eigenes Leben, laufen Sie Ihr eigenes Rennen!

- »Dieser Zug fährt jetzt ab.«

Warten Sie nicht auf andere, um selber gesund zu essen und Sport zu treiben. Ich weiß, dass es einfacher wäre, wenn sie mitmachten, aber Sie brauchen sie nicht. Seien Sie ein Anführer. Steigen Sie in den Zug und fahren Sie los. Die anderen können mitkommen oder zu Hause bleiben und Schweinefraß fressen. Wahrscheinlich werden sie binnen eines halben Jahres oder Jahres mehr von Ihren Erfolgen inspiriert, als Ihre Worte das je könnten. Sichern Sie sich diese Erfolge. Lassen Sie den Zug abfahren!

Die »Bewusst und mit Absicht«– Klausel Ihres Essensplans

Dieser Gedanke hätte eigentlich schon im ersten Buch stehen müssen.

Ich ergänze jede Regel in meinem Essensplan um die Worte »Bewusst und mit Absicht«.

Wenn ich zum Beispiel sage: »Ich werde nie wieder Schokolade essen!«, muss es eigentlich heißen: »Ich werde nie wieder bewusst und mit Absicht Schokolade essen!«

Das hindert den Vielfraß daran, von echten Unfällen zu profitieren.

Ich saß beispielsweise einmal in einem mexikanischen Restaurant und fühlte mich nach meiner Mahlzeit ein kleines bisschen zu zufrieden. Das Gefühl war mir nur zu vertraut – ich habe etwas sehr Ähnliches während meiner Schokoladen-Fressattacken empfunden, nur viel stärker.

Ich fragte den Kellner, was in dem Gericht gewesen sei, und tatsächlich war eine der Zutaten Schokolade – »nicht viel, aber ein wenig«.

Bin ich in Panik geraten? Hatte ich etwa meine Essensregeln gebrochen?

Selbst wenn das der Fall gewesen wäre, gäbe es keinen Grund zur Panik, denn wenn man mal vom Plan abweicht, nimmt man ihn halt sofort wieder auf. Von wegen »Dann können wir uns ja auch den Rest des Tages noch was gönnen«!

In Wirklichkeit aber hatte ich meine Essensregeln gar nicht gebrochen, weil ich ja nicht bewusst und mit Absicht Schokolade gegessen hatte. Gebrochen hätte ich den Plan, wenn ich einen Nachschlag bestellt oder den Rest auf meinem Teller aufgegessen hätte, aber das habe ich ja nicht.

Das ist eine ausgesprochen nützliche Regel für Situationen, in denen man wirklich versehentlich etwas gegessen hat, das nicht auf dem Plan steht.

Warum es gut sein kann, sich in Bezug auf Essen selbst zu belügen!

Richtig oder falsch? Sich selbst in Bezug auf seine Ernährung zu belügen ist immer schlimm. Falsch.

Es gibt einen Fall, in dem die Selbsttäuschung sehr dabei helfen kann, sich an den Plan zu halten. Lassen Sie mich das kurz erklären und vielleicht stellen Sie fest, dass Sie viel mehr Kontrolle haben, als Sie bisher glaubten.

Beginnen wir mit etwas, das ich meiner geliebten Nichte Sarah sagte, als sie zwei Jahre alt war: »Du darfst die Straße niemals überqueren, wenn du nicht meine Hand hältst, okay? Niemals!« Natürlich habe ich sie angelogen, denn ich wusste ja, dass sie irgendwann lernen würde, nach links und rechts zu schauen, bevor sie eine Straße überquerte, aber ich habe sie trotzdem bewusst und mit Absicht angelogen.

Krieg ich ein schlechter Onkel? Nein, denn ich habe sie ja beschützt. Eine Zweijährige ist nicht annähernd reif genug, um auch nur daran denken zu dürfen, einfach allein über eine viel befahrene Straße zu laufen. Ich wollte es gar nicht dazu kommen lassen, dass sie so weit abgelenkt würde. Sie sollte ihre ganze Energie darauf konzentrieren, die Straße ausschließlich an meiner Hand zu betreten. Das war das Ziel und dazu musste jeder davon abweichende Gedanke des Kindes unterbunden werden. Also hielt ich meine Pläne für die Zukunft geheim. Ich sagte »Niemals«, als sei es in Stein gemeißelt. Ich sagte nicht etwa: »Sarah, wenn du ein paar Jahre älter bist, werde ich dir beibringen, nach links und rechts zu sehen, bevor du die Straße alleine überquerst.« Ich log und wenn sich die Situation wiederholen würde, würde ich ohne zu zögern erneut lügen!

Ihr Gehirn verhält sich auf Diät wie ein zweijähriges Kind.

Wenn wir eine Diät einhalten wollen, ist das große Problem im Grunde unser Reptiliengehirn, der Sitz unseres primitiven Überlebensinstinkts. Kämpfen oder fliehen. Hier wohnt der Gedanke »Wen kümmert meine Diät, ich muss das jetzt einfach essen«. Hier kommen Scherze her wie »Gib einfach die Schokolade rüber und niemand wird verletzt«. Wir alle verstehen intuitiv diese Momente, in denen all unsere früheren Selbstverpflichtungen nichts zählen. Wir geben unserer Biologie freie Bahn und sagen »Zum Teufel damit«. Unser Reptiliengehirn ist wie ein Zweijähriger, wenn es darum geht, eine Diät durchzuhalten. Lebensmittel- und Werbeindustrie sind nur zu gerne bereit, die super schmackhaften Konzentrationen an Stärke, Zucker, Fett, Öl, Salz und Exzitotoxinen zu liefern, um unser Reptiliengehirn dazu anzustacheln, die Straße allein zu überqueren!

Als Gegenmaßnahme müssen Sie Ihr Reptiliengehirn kontrollieren und dazu zwingen, Ihre Hand festzuhalten, wenn Sie essen oder einer Versuchung gegenüberstehen – also praktisch überall in unserer Gesellschaft. Es darf nicht einmal daran denken, die Regeln zu brechen. Nur so können Sie sich von allen Zweifeln und Unsicherheiten befreien und Ihre ganze Energie darauf konzentrieren, Ihre Gewichts-, Gesundheits- und Fitnessziele zu erreichen.

Um endlich abzunehmen, müssen Sie eventuell Geheimnisse vor sich selbst haben.

Wie sieht nun die Diät-Entsprechung des Satzes »Du darfst die Straße nur an meiner Hand überqueren« für eine Zweijährige aus? Eigentlich ganz einfach: Stellen Sie eine Essensregel auf und tun Sie so, als sei sie in Stein gemeißelt. Sagen Sie zum Beispiel Ihrem Reptiliengehirn: »Ich werde nie wieder Pizza essen, außer an Samstagen.«

Sie wissen, dass Sie diese Regel jederzeit ändern können, wenn sich beispielsweise plötzlich in einer Fülle wissenschaftlicher Studien herausstellte, dass der tagtägliche Pizzagenuss einen unwiderlegbaren Gesundheitsnutzen brächte. Das wird vermutlich nicht passieren, aber was ich damit sagen will, ist, dass wir beständig lernen und wachsen. Was für Sie heute eine gesunde Ernährung ist, muss sich weiterentwickeln können, während Sie mehr lernen und erfahren.

Das muss Ihr Reptiliengehirn aber nicht wissen! Sie können das vor sich selber geheim halten, um Ihr Reptiliengehirn nicht in Versuchung zu führen und als Folge spontane Entscheidungen fällen zu müssen (Entscheidungen zermürben die Willenskraft). Sie können so tun, als ob Ihre Regel »Ich werde nie wieder Pizza essen, außer an Samstagen« auf immer und ewig in Stein gemeißelt sei.

Das ist eine wirksame Methode, das Geplapper – »Vielleicht könnte ich heute doch ein Stückchen essen, auch wenn erst Mittwoch ist, weil ich im Fitnessstudio so hart trainiert habe«, »Ich kann das ja morgen mit einem Safttag wiedergutmachen«, »Ein paar Bissen schaden nicht«, »Ich mache morgen mit der Diät weiter« usw. – in Ihrem Kopf abzuschalten.

Sie wissen, dass Sie Ihre Pizzaregel auf den Mittwoch umschreiben könnten, aber Sie werden das nicht impulsiv tun. Sie geben sich 48 Stunden Zeit, nachdem Sie präzise aufgeschrieben haben, warum und wie Sie diese Regel abändern wollen. Auf diese Weise sind Sie vor den Impulsen Ihres Reptiliengehirns geschützt und haben die Entscheidung über Ihre Diät vom Emotionalen ins Rationale verlagert, ohne sich selbst für die Zukunft Optionen zu verbauen. Sie können Ihren Essensplan jederzeit ändern, aber Sie erlauben Ihrem Reptiliengehirn nicht, Ihnen diese Entscheidung spontan abzunehmen!

Versuchen Sie es ruhig. Bewahren Sie sich selbst gegenüber für eine Woche nur ein Geheimnis. Ich weiß, dass das bescheuert klingt, aber was, wenn ich recht behielte?

Essen Sie keine Ameisen
(oder: Wie Sie aufhören,
sich beim Essen selbst zu belügen!)

Eines Tages vor dreißig Jahren waren meine Ex-Frau und ich bei meinen Eltern zu Besuch. Sharon war schon früh auf und ging in die Küche, wo mein Vater gerade eine große Schale Haferbrei zum Frühstück aß …

… auf dem etwa hundert Ameisen herumkrabbelten!

»Marty!«, rief sie entsetzt. »Setz deine Brille auf, da krabbeln Ameisen auf deinem Haferbrei herum!«

»Das sind keine Ameisen, das sind Rosinen«, antwortete mein Vater im Brustton der Überzeugung und aß mit Genuss weiter.

»Nein, Marty! Das sind gottverdammte Ameisen!«, sagte sie noch einmal.

Aber mein Vater aß ungerührt weiter und so drehte sie sich um und ließ ihn leicht grün um die Nase mit seinem Ameisenfrühstück allein. Sie sagte später zu mir: »Wenn er es nicht wissen will, will er es halt nicht wissen.«

Ich erzähle Ihnen diese Geschichte, weil Sie es wissen wollen sollten.

Ich bin mir sicher, dass Sie keine Insekten essen … nun ja, ziemlich sicher.

Wenn Ihr Vielfraß aber meinem ähnlich ist, denke ich, dass Sie schon viele Dinge gegessen haben, von denen Sie sofort gewusst hätten, dass sie nicht in Ihren Körper gehören, hätten Sie nur genau hingesehen. So hat mein Vielfraß mich zum Beispiel wie folgt belogen:

Glenn, du weißt, dass das ganze Salz in diesem Fast-Food-Laden kaum zählt, weil zumindest die Bohnen einen niedrigen GI haben.

Er ignorierte den Umstand, dass zu viel Natrium einen Schlaganfall begünstigen kann, selbst wenn ich keinen hohen Blutdruck gehabt hätte und nicht genetisch dafür prädestiniert wäre.

Hey, Bubba (mein Vielfraß nennt mich Bubba, fragen Sie mich bitte nicht, warum), diese Zartbitterschokolade enthält tolle Antioxidantien.

Er ignorierte den Umstand, dass sie außerdem eine irrsinnige Menge Zucker und Stimulanzien enthält, die mich in der Vergangenheit dazu brachten, mehr als 3000 Kalorien mehr zu essen, als ich am Tag brauchte.

Du brauchst das Protein in diesem Riesenberg Erdnussbutter.

Er ignorierte den Umstand, dass ein Übermaß an Fett in der Vergangenheit meine Triglyzeride erhöht und mich für einen Diabetes prädestiniert hat.

Und so weiter.

Sie erkennen sicher das System.

Es ist ein großes Problem, wenn man sich auf die guten Seiten eines »Lebensmittels« konzentriert und gleichzeitig all seine schädlichen Zutaten und Auswirkungen ignoriert. Ignorieren Sie nicht die Ameisen!

Hinter jeder Angst steckt ein Wunsch

Psssst … ich habe ein Geheimnis für all die Überesser, das wirklich helfen kann. Aber erzählen Sie es nicht Ihrem Vielfraß, okay? Das Geheimnis ist dieses:

Hinter jeder Angst steckt ein Wunsch.

Dieses simple Geheimnis birgt den Hebel, mit dem Sie den Fressattackenzug stoppen können. Sie müssen aber aufgeschlossen und zumindest bereit sein, den Gedanken in Betracht zu ziehen, denn ich könnte ja schließlich recht haben.

Wenn Sie in irgendeiner Form Angst haben, Sie könnten gegen Ihren Essensplan verstoßen und völlern, empfinden Sie eigentlich den Wunsch Ihres Vielfraßes nach einer Fressattacke. Es ist nicht wirklich eine Angst, sondern ein Wunsch! Die Angst vor Fressattacken ist nämlich das erste Anzeichen, dass Ihr Vielfraß Sie überzeugen will, seine Gedanken wären Ihre eigenen. Aber wenn Sie sich daran erinnern, dass »hinter jeder Angst ein Wunsch steckt«, und an den Satz »Ich habe keine Angst, dass ich völlern könnte, sondern mein Vielfraß will um jeden Preis fressen«, sind Sie besser dafür aufgestellt, Ihre konstruktiven Essensgedanken von den destruktiven zu trennen, und verschaffen sich die wichtigen Sekundenbruchteile, um dem Impuls zu widerstehen und sich daran zu erinnern, dass Sie Ihre eigenen Entscheidungen treffen.

Dieser Begriffstausch zwischen Angst und Wunsch gibt Ihnen Ihr Gefühl der Handlungsmacht und Kontrolle zurück. Es ist – und war immer – Ihre Entscheidung.

Sie haben nicht etwa Angst, Sie könnten fressen, es ist Ihr Vielfraß, der unbedingt fressen will.

Sie glauben mir nicht? Versuchen Sie es trotzdem und sehen Sie, was passiert.

Bequemes Festhalten an Ihrem Ernährungsplan

Die beiden meistdiskutierten Absätze in meinem Bestseller *Nie wieder Fressattacken* klingen auf den ersten Blick widersprüchlich. Der erste lautet:

>»Wenn es für Sie wichtig genug ist, nehmen Sie jede Unbequemlichkeit in Kauf, egal, wie stark das Verlangen Ihres Vielfraßes ist.«

Er folgt auf ein Gedankenexperiment: Wenn das Leben der Person, die Sie am meisten auf der Welt lieben, plötzlich davon abhinge, dass Sie ein bestimmtes Lebensmittel nicht mehr essen, würden Sie dieses Lebensmittel sicherlich so lange meiden wie nötig, denn es ist von jetzt auf gleich unglaublich wichtig, dass Sie sich an Ihren Essensplan halten.

Wir haben seinerzeit den Schluss daraus gezogen, dass

wir irgendwann alle unserem Vielfraß deutlich machen müssen, dass wir bereit sind, jede emotionale und physische Unbequemlichkeit in Kauf zu nehmen, um uns an unseren Plan zu halten (ich glaube unerschütterlich daran).

Aber der andere superpopuläre Absatz besagt das genaue Gegenteil:

> »Für uns Menschen wird die Suche nach Nahrung in drei Situationen zur Priorität: 1. wenn Nährstoffe knapp werden, 2. wenn uns kalt wird und 3. wenn unser Blutzuckerspiegel zu stark absinkt. Manchmal verwechseln wir auch Flüssigkeitsmangel mit Hunger. Daraus folgt: Sie können das mit Gelüsten zusammenhängende Unbehagen verringern, indem Sie für Wärme und ausreichend Flüssigkeit sorgen und regelmäßig gesund essen. Die meisten Menschen können auf diese Weise die körperlichen Auswirkungen der Gelüste nahezu komplett ausschalten.«

Gibt es da einen Widerspruch?

Nein!

Ich propagiere hier nämlich keine masochistische Selbstgeißelung. Ich möchte, dass Sie es bequem haben.

Ich möchte, dass Sie alles Notwendige unternehmen, um gut für sich zu sorgen. Sie sollen sich bei Essen, Kalorien und Nährstoffen eben nicht übermäßig einschränken.

Aber manchmal spielt das Leben halt unfair. Sie müssen in ein Meeting, statt Ihr geplantes Mittagessen zu sich nehmen zu können. Ihr Kind verletzt sich und Sie müssen es von der Schule abholen. Ihr alter Vater hat ein Problem und die zwei Stunden, die Sie für die Zubereitung des gesunden Abendessens eingeplant hatten, lösen sich in Wohlgefallen auf.

Mist passiert halt.

Manchmal müssen Sie eben eine kleine (oder große) Unbequemlichkeit in Kauf nehmen, ohne gleich in ungesundes Essverhalten zu verfallen.

Ihr Vielfraß muss wissen, dass Sie dazu bereit sind, egal, was da kommen möge!

Gleichzeitig können und sollten Sie alles tun, um sich gut um sich selbst zu kümmern. Füttern Sie Ihren Körper richtig. Vermeiden Sie unnötige Unbequemlichkeiten.

Es hat überhaupt keinen Sinn, dem Vielfraß Munition oder Glaubwürdigkeit zu liefern, wenn er plärrt:

> Oh, komm schon! Wir werden verhungern, wenn wie diesen Schweinefraß nicht essen!

Die Moral ist: Menschen, die zu Fressattacken und zum Überessen neigen, müssen besonders ihre körperlichen Bedürfnisse im Blick haben. Sorgen Sie über den Tag hinweg für ausreichend Flüssigkeit, Wärme und Nahrung. Warnen Sie aber auch Ihren Vielfraß, dass Sie bereit sind, jede Unbequemlichkeit in Kauf zu nehmen, ohne von Ihrem sorgfältig formulierten Essensplan abzuweichen!

Ich hoffe, das ergibt Sinn!

Den Stoffwechsel beschleunigen, um abzunehmen

Ich hatte ein interessantes Gespräch mit einem Klienten über spezielle »Wunderpillen« aus Indien, die angeblich den Stoffwechsel anregen. Sein Fitnesstrainer hatte sie ihm empfohlen. Wir haben dann mal im Internet recherchiert und nach wenigen Minuten herausgefunden, dass das Einzige, was diese Wunderpillen bewirkten, heftiger Durchfall war. Sie dehydrieren den Körper und hindern ihn am Verdauen von Nahrung, sodass man sich praktisch selbst aushungert!

Ja, Sie nehmen auch ab, aber Sie zerstören dabei halt auch Ihre Gesundheit.

Ich sage Ihnen das nur ungern, aber:

Es gibt nichts umsonst!

Kein Abnehmtee, Detox-Shake oder Voodoo-Priester kann den Weg zum Abnehmen abkürzen, ohne Schaden anzurichten. Das Einzige, was Ihnen wirklich dabei hilft, abzunehmen, gesund und fit zu werden und Ihr Selbstwertgefühl aufzubauen, ist eine konsequente Änderung Ihres Essverhaltens.

Hinterlassen Sie Ihre Kontaktinformationen und sollte ich jemals eine andere Möglichkeit, eine echte Wunderpille oder eine Diät entdecken, wie Sie alles auf einmal und für umsonst haben können, werde ich mich auf der Stelle bei Ihnen melden. Selbst wenn ich gerade dabei bin, mit Rosie O'Donnell Rohkostsalat zu essen und ihr das Jodeln beizubringen!

Was tun, wenn jede Zelle
Ihres Körpers »Fressen!« brüllt?

Ich bin davon überzeugt, dass die meisten Menschen, die ein Problem mit dem Überessen haben, einen evolutionären Mechanismus in ihrem Gehirn auslösten, indem sie in der Vergangenheit Diät gehalten oder gefastet haben. Irgendetwas in unserem Gehirn scheint zu sagen: »Wir leben offensichtlich an einem Ort, wo Kalorien und Nährstoffe über lange Strecken rar sind, und deshalb müssen wir sie horten, wann immer wir ihrer habhaft werden.«

Natürlich investiert die Lebensmittelindustrie nur zu gerne Milliarden in die Forschung, wie sie möglichst viel Fett, Zucker, Salz, Kalorien und Stimulanzien auf kleinstem Raum zusammenpacken und das Ganze auch noch appetitlich aussehen lassen kann. Die Suchtbehandlungsindustrie beteuert: »Sie sind unfähig zu widerstehen!«, und die Werbeindustrie produziert jedes Jahr Tausende von Botschaften über Lebensmittel, von denen nicht eine einzige von Obst oder Gemüse spricht!

Bei all dem Druck auf unseren Überlebenstrieb ist es kein Wunder, dass wir alle gelegentlich denken, dass eine Fressattacke unvermeidlich ist! Wir alle haben Situationen in unserem Leben, in denen alle Zellen unseres Körpers nach einer Fressattacke schreien. Was können wir dagegen tun? Wie können wir gegen die Evolution und die drei großen Industrien mit ihren gigantischen Profiten ankämpfen, die alle unsere evolutionären Knöpfe drücken?

Es ist tatsächlich gar nicht so schwierig, wie es scheint:

- Sorgen Sie zunächst dafür, dass Ihr Essensplan ausreichend Kalorien und Nährstoffe bietet. Versuchen Sie, nicht zu schnell abzunehmen, das geht meiner Erfahrung nach immer schief. Lassen Sie auf eine Fressattacke eine Woche regelmäßige, normale, gesunde Ernährung folgen und nicht mehrere Tage fast totalen Verzichts. Essen Sie am Morgen nach einer Fressattacke ein gesundes Frühstück, auch wenn Ihnen überhaupt nicht danach ist. Bringen Sie Ihrem Körper bei, dass immer normale, gesunde Nahrung verfügbar ist und es absolut keinen Grund zum Horten gibt.

- Lernen Sie Ihre Trigger-Lebensmittel und Ihr Essverhalten gründlich kennen. Es sind gar nicht so viele Auslöser, wie Ihr Vielfraß Ihnen weismachen will. Konzentrieren Sie sich auf ein oder zwei Lebensmittel oder Gewohnheiten, die Ihnen richtig Probleme bereiten, und stellen Sie kristallklare Regeln auf, die exakt definieren, wie Sie sich diesen Auslösern gegenüber verhalten werden.

- Nicht vergessen: Willenskraft ist ein Muskel, der im Tagesverlauf ermüdet. Man kann an jedem Tag nur eine begrenzte Anzahl vernünftiger Entscheidungen treffen. Charakterstärke hingegen erfordert weder Energie noch Willenskraft. Mit Charakterstärke können Sie wichtige Essensentscheidungen im Voraus treffen, sodass sie im Tagesverlauf nicht Ihre Willenskraft belasten. Es braucht keine Willenskraft, das Trinkgeld für die Kellnerin auf dem Restauranttisch liegen zu lassen, selbst wenn keiner da ist, der Sie beobachten könnte, weil Sie bereits charakterlich ein gesetzestreuer Mensch sind. Sie sind nämlich kein Dieb. So können Sie sich auch dazu verpflichten, der Mensch zu werden, der am Wochenende niemals Schokolade isst, der niemals vor dem Fernseher isst, der immer sechs Portionen Obst und Gemüse am Tag isst usw. Charakter schlägt Impulse und kann auch die immense Macht der Lebensmittel-, Werbe- und Suchtbehandlungsindustrie schlagen.

- Wenn der Impuls zu fressen zu stark wird, essen Sie auf

der Stelle gesunde Kalorien und Nährstoffe. Vielleicht nehmen Sie an diesem Tag nicht ab (oder sogar ein bisschen zu), aber Sie müssen sich nicht von einer Fressattacke erholen und Sie bringen Ihrem Körper bei, dass er keine Angst vor dem Verhungern haben muss und deshalb diesen hässlichen Drang zum Fressen aufgeben kann. Essen Sie sich also an den Dingen aus der Kategorie »unbegrenzt« Ihres Essensplans satt. Einer meiner Freunde ist ein sehr geschickter Anwender des *Nie wieder Fressattacken*-Systems und isst drei bis vier Gurken mit ein wenig fettarmem Joghurt, sobald er wirklich hungrig wird. Ihm schmeckt diese Kombination und sie stillt wirksam sein Verlangen. Fettarmer Joghurt in der »Unbegrenzt«-Kategorie ist sicherlich nicht für jeden etwas, aber Sie verstehen, was ich sagen will. Finden Sie Ihr persönliches »Unbegrenzt«-Lebensmittel und schreiben Sie eine Regel, die in etwa so lautet: »Ich darf vier Gurken und 120 g fettarmen Joghurt auf einmal essen.«

- Erinnern Sie sich an das Prinzip der Neuroplastizität (siehe Auslöser Nr. 34). Wie wir mit jedem einzelnen Gelüst umgehen, verstärkt entweder unsere Abhängigkeit oder es schwächt sie. Abhängig von Ihrer Entscheidung wird der Drang beim nächsten Mal stärker oder schwächer sein. Jeder Bissen, den Sie in den Mund nehmen, ist eine Entscheidung zwischen Selbstliebe oder Selbstverletzung. Wählen Sie die Selbstliebe, denn Sie haben nur ein Selbst!
- Wenn Sie immer noch meinen, Sie müssten jetzt sofort fressen, ermahnen Sie sich selbst, dass das nicht Sie sind, sondern Ihr Vielfraß. Sie wollen gesund, schlank und voller Energie sein, aber Ihren Vielfraß kümmert das nicht. Er interessiert sich nur für seinen Fraß und für den wird er alle Ihre Hoffnungen, Träume, Beziehungen und alles opfern, was Ihnen wichtig ist. Werden Sie richtig wütend

auf seine Attacke. Kapitulieren Sie nicht, greifen Sie an und sagen Sie ihm, dass er sich zum Teufel scheren soll! »Zur Hölle mit dir, Vielfraß! Du willst meine Gesundheit, meinen Körper und mein Leben ruinieren, um an deinen verdammten Schweinefraß zu kommen! Ich zeige dir, wer hier der Boss ist! Du hast verloren! Geh auf der Stelle zurück in deinen Käfig und halt's Maul!« Das klingt verrückt, aber sehen Sie es als Ihre Chance, ihm all die Jahre zurückzuzahlen, die er Sie hat leiden lassen. Es kann sehr schwierig sein, Ihren nüchternen Verstand einzuschalten, wenn mitten im Fressattackenimpuls der Kampf-oder-Flucht-Reflex einsetzt, aber diese emotionale Reaktion kann dabei sehr helfen. Sehen Sie sich selbst als den Alpha-Wolf, der von einem Rudelmitglied in seinem Führungsanspruch herausgefordert wird. Der Alpha sagt in dieser Situation auch nicht: »Och, braucht da jemand vielleicht eine Umarmung?« Er knurrt und bleckt die Fänge, um zu sagen: »Kusch, oder ich zerreiße dich!« Das ist genau die Einstellung, die Sie brauchen, um den Vielfraß wieder in seinen Käfig zu sperren. Sie können ihn nicht wirklich töten, aber Sie können ihn zu Tode erschrecken. Er ist das neurologisch unterlegene Tier und deshalb wird er vor Ihnen Angst haben und sich fügen, wenn er merkt, dass Sie es ernst meinen!

Der Blattgemüse-Trick
für eine schnelle Erholung

Mir wäre es natürlich viel lieber, Sie nutzten die *Nie wieder Fressattacken*-Methode, um … nun ja … nie wieder Fressattacken zu haben, aber Menschen machen nun mal Fehler. Deshalb hier ein kleiner Tipp, der Ihnen nach einer Fressattacke oder auch nur einem kleinen Fehltritt wieder auf die Füße hilft. Die meisten Menschen überessen sich ja nicht an Brokkoli, sondern an industriell erzeugtem Essen, das es damals in den Tropen oder in der Savanne, in denen wir Menschen uns vor Jahrmillionen entwickelt haben, nicht gab.

Das Problem ist nun, dass diese Dinge ein künstliches Behagen erzeugen, auf das uns die Evolution nicht vorbereitet hat. Sie schließen unser Lustzentrum kurz und missbrauchen unseren Überlebenstrieb, sodass es uns unablässig nach diesen künstlich erzeugten lebensmittelähnlichen Substanzen verlangt statt nach gesunden, natürlichen Dingen, weil wir glauben, wir könnten ohne sie nicht überleben. Genauso ist das auch geplant und Ihr Vielfraß ist der beste Kunde dieser Industrie!

Unglücklicherweise gibt Ihr Gehirn diesen fett gefressenen Profiteuren direkt nach einer Fressattacke recht, indem es noch stärker nach diesen Substanzen verlangt als zuvor.

Das müssen Sie aber nicht hinnehmen! Sie müssen Ihren Körper nur unmittelbar nach einer Fressattacke gesund mit Dingen ernähren, die er wirklich zum Überleben braucht.

Die meisten Diäten sind sich zumindest im Hinblick auf grünes Blattgemüse einig. Wenn Sie also nicht gerade aus medizinischen Gründen darauf verzichten müssen (sprechen Sie mit Ihrem Arzt), werfen Sie sich nach einer Fressattacke ein halbes Pfund Blattgemüse mit etwas Wasser in den Mixer.

Verzichten Sie auf irgendwelche wie auch immer gearteten Zusätze. Mixen Sie das Zeug einfach und trinken Sie es wie eine Medizin.

Sie werden auf der Stelle viel zuversichtlicher sein, dass Sie wieder zurück auf Kurs kommen!

Warum? Es klingt nach Zauberei, ist aber beileibe kein Hexenwerk. Unsere Körper haben sich auf Basis pflanzlicher Nahrung entwickelt. Wenn Sie also mitten in einem toxischen Umbau Ihres Fressattacke-geschädigten Gehirns Grünzeug essen, unterbrechen Sie diese Suchtbildung und erinnern Ihr Gehirn daran, was es wirklich begehren sollte.

So einfach ist das.

Glauben Sie nicht? Müssen Sie auch nicht. Versuchen Sie es einfach!

Sie müssen noch nicht mal auf eine Fressattacke warten.

Wenn Sie Ihre Gelüste schneller loswerden wollen, tun Sie dies vor einer Fressattacke.

Mit Ausnahme einiger sehr seltenen Erkrankungen bin ich mir sicher, dass kein Arzt der Welt etwas dagegen haben kann, dass man jeden Tag ein halbes Pfund Blattgemüse isst. (Ich habe übrigens auch noch von keinem Arzt gehört, der seinen Patienten mehr Mehl und Zucker empfiehlt – »Frau Schmitz, Sie sind krank, weil es Ihnen an raffiniertem Mehl und Zucker fehlt. Gehen Sie am besten sofort Donuts kaufen.« Diesen Satz werden Sie wohl nicht so schnell zu hören bekommen.)

Wie dem auch sei: Der Trick mit dem grünen Blattgemüse funktioniert wirklich gut!

Das Gelüste-Tagebuch

Hier kommt ein wirklich cooler Trick, um hartnäckige Gelüste loszuwerden: Schreiben Sie sie auf! Haben Sie immer Stift und Papier (oder die Notiz-App Ihres Smartphones) zur Hand und schreiben Sie jedes Verlangen auf, sobald es auftaucht. Um Gegenmaßnahmen können Sie sich später noch kümmern.

Damit erreichen Sie zwei Dinge:

- Sie entkommen dem Kampf-oder-Flucht-Modus und dem Impuls, sofort zu handeln. Jetzt ist der einzige Zeitpunkt, mit den Fressattacken aufzuhören, und da die Zukunft eine ununterbrochene Abfolge von »jetzt« ist, werden Sie nie wieder völlern, weil Sie ja jetzt gerade nicht völlern!
- Sie beginnen ein Muster zu erkennen, was es einfacher macht, einen Ersatz für das Gelüst zu finden. Ich erinnere mich, dass ich vor allem nach drei Dingen lechzte: 1. Nudeln mit Tomatensauce und Käse, 2. Pizza und 3. überbackene Käsesandwiches. Die Formel ist klar: Stärke + Salz + Käse. Ich habe schließlich herausgefunden, dass ich dieses Verlangen mit ungleich gesünderem braunem Reis, Tomatensaft und Hefeflocken stillen konnte. Einige Jahre später habe ich den Reis noch durch Zucchini- und/ oder Gurkennudeln ersetzt. Dann kam selbst gemachter natriumfreier Tomatensaft dazu usw. Sicher bin ich von diesen Ersatzstoffen nie »high« geworden wie von Pizza, Pasta und Bagels, aber ich war viel gesünder und konnte deutlich leichter mit meinen Gelüsten umgehen!

Es ist so simpel, dass viele es übersehen. Das ist ein Fehler.

Zucker, Mehl und Alkohol

Wenn Sie schon »alles« versucht haben, um Fressattacken zu stoppen, und nichts »funktioniert« (die Worte Ihres Vielfraßes, nicht meine), versuchen Sie dies: Wechseln Sie für dreißig Tage zu einem Essensplan ohne Zucker, Mehl und Alkohol. Später können Sie dann entscheiden, ob Sie diese Dinge (nach sorgfältiger Abwägung der Resultate) wieder einführen wollen.

Der Verzicht auf Zucker, Mehl und Alkohol hat aber so vielen Klienten geholfen, dass ich ihn einfach erwähnen musste. Diese Dinge erzeugen ein Verlangen nach sich selbst und beeinflussen nicht nur Ihre Blutchemie, sondern auch Ihr allgemeines Urteilsvermögen und Ihre Impulskontrolle.

Versuchen Sie, dreißig Tage lang auf Zucker, Mehl und Alkohol zu verzichten. Sie werden überrascht sein!

Salziges Knabbergebäck

Ich war neugierig, zu erfahren, mit welchen Lebensmitteln Menschen die größten Probleme haben, deshalb habe ich eine für die USA repräsentative Studie mit über 2800 Probanden in Auftrag gegeben. Dabei kam heraus, dass die meisten bei der Kategorie »salziges Knabbergebäck« nicht mehr aufhören konnten, wenn sie einmal angefangen hatten.

Tatsächlich hatten dreimal mehr Menschen Probleme mit Salzbrezeln, Chips und anderen salzigen Snacks als mit Schokolade! Eine frühere Studie hatte bereits ergeben, dass diese Gruppe von Menschen den größten Stress bei der Arbeit hatte.

Da überlegt man es sich doch gleich zweimal, ob man diese Tüte Chips aufmacht, oder? Besonders wenn Ihr Job Sie stresst und Ihr Chef ein Idiot ist! Das heißt aber keinesfalls, dass Sie machtlos sind. Es sind schlicht ein paar interessante Studienergebnisse.

Sie brauchen wahrscheinlich keine weiteren Abnehmtipps

Sie brauchen nicht immer neue Informationen, um sich zu ändern.

Ich ertappe mich manchmal selbst dabei, wie ich erwarte, etwas Neues zu lernen und/oder zu entdecken, wenn ich eigentlich schon genau weiß, was ich zu tun habe. Ich habe zum Beispiel über den Winter so viele Datteln gegessen, dass ich ein paar Pfund zugelegt habe. Ich wollte das aber nicht wahrhaben (ich liebe nämlich Datteln) und so flüsterte eine kleine Stimme in meinem Kopf, dass ich unbedingt neue Erkenntnisse zur Ernährung bräuchte, um wieder abzunehmen.

Ich kaufte ein paar Bücher und begann zu lesen.

Dabei musste ich einfach nur eine Zeit lang die Finger von den verdammten Datteln lassen und schon ging mein Gewicht zurück.

Heute frage ich mich, bevor ich anfange zu recherchieren: »Was weiß ich bereits und handle nicht danach?«

Man hat die Antwort meist direkt vor der Nase.

Eine einfache Technik, um eine Fressattacke im Keim zu ersticken

Was wäre, wenn Sie Gedanken an eine Fressattacke unterbinden könnten, noch bevor sie überhaupt auftauchen?

In dem Rapper-Film *8-Mile* gewinnt Eminem seine Rap Battle mit einer interessanten Technik, die auch Sie nutzen können, um Ihrem Vielfraß den Wind aus den Segeln zu nehmen, bevor er auch nur den Mund geöffnet hat. Eminem rappt übersetzt:

> »Ich weiß, was er alles gegen mich sagen wird …
> Ich bin weiß …
> Ich bin ein blöder Penner …
> Ich lebe mit meiner Ma in einem Wohnwagen …
> Mein Junge, Zukunft ist ein Onkel Tom …
> Ich habe einen dummen Freund namens Cheddar Bob …
> Der sich selbst mit seiner eigenen Kanone ins Bein schießt.«

Als Eminem seinem Gegner das Mikrofon zuwirft, hat er all seine eigenen Fehler aufgelistet und die Schlacht gewonnen, weil er seinem Gegner nichts mehr übrig gelassen hat, was der gegen ihn vorbringen könnte.

Eine meiner Klientinnen bringt ihren Vielfraß mit einer ganz ähnlichen Technik zum Schweigen, bevor er sie übertölpeln kann:

> »Ich habe jeden Tag Tagebuch geführt, um direkt morgens alle Vielfraßschreie aus dem Weg zu räumen. Das hat sehr gut funktioniert. Jetzt hat der Vielfraß halt nicht mehr viel zu sagen und ich denke, er wartet auf

einen Moment der Schwäche (mir ist klar, dass auch das ein Vielfraßschrei ist). Aber das ist auch in Ordnung. Das heißt ja, dass er endlich das Maul hält und keine überzeugenden Argumente mehr hat. Das hat es viel leichter gemacht, mich an meinen Plan zu halten.«

Wie unsere Klienten können auch Sie sich aus den Klauen der Fressgedanken lösen, indem Sie jeden Morgen Ihren Vielfraß herausfordern, Ihnen sein bestes Argument für eine Fressattacke zu liefern. Das nimmt ihm den Vorteil der Überraschung und gibt Ihnen die Chance, sich über seine unlogischen Einwürfe klar zu werden (der Vielfraß verlässt sich immer auf Halbwahrheiten und Trugschlüsse).

Das ist ein starker Trick. Sie müssen mir gar nicht glauben, Sie müssen es nur ausprobieren!

Stoppen Sie überraschende, heimliche Fressattacken

Ein Gedanke wie »Hey, es ist Mitternacht, Zeit, sechs Stück Pizza und diese leckere Schokoladentafel zu verputzen« sind offenkundig suchtgesteuert. Sobald Sie das erkannt haben, können Sie Ihren Vielfraß direkt zurück in seinen Käfig schicken. Aber darum geht es hier gar nicht. Das Problem ist, dass längst nicht jeder Suchtgedanke so offensichtlich ist und viele Menschen erleben, wie sich Fressattacken eher »anschleichen«. Das ist die stärkste Waffe im Arsenal Ihres Vielfraßes.

Vielleicht fängt alles mit dem kleinen Keks an, den Sie zu Ihrem Kaffee bekommen haben. Dann ist da die Büroparty und Sie können ja Julia aus der Buchhaltung schlecht vor den Kopf stoßen, indem Sie das Stück Kuchen ablehnen. Dann halten Sie auf dem Heimweg am Supermarkt, aber weil aus dem Zuckerhoch von all dem Kuchen mittlerweile ein Insulinabsturz geworden ist, sind Sie erschöpft und gönnen sich einen Cupcake (oder zwei) im Auto. Sie fühlen sich für etwa 18 Minuten besser, dann ist alles noch viel schlimmer. Wenn Sie schließlich zu Hause ankommen, flüstert Ihr Vielfraß:

> Wir haben es heute versaut und haben uns nicht mal annähernd an unseren Plan gehalten. Scheiß drauf, lass uns 'ne richtig geile Party feiern und ab morgen sind wir dann wieder brav!
>
> So kann aus einem winzigen Keks ganz schnell eine ausgewachsene Fressattacke werden. Und das passiert viel häufiger, als Sie vielleicht denken. Ihr Vielfraß liebt nämlich diese kleinen Kekse, weil er weiß, dass sie ein Zuckerhoch und den folgenden Insulinabsturz auslösen, der Ihr Urteilsvermögen ausschaltet.
> Dabei lässt sich das ganz leicht verhindern. Sie müssen nur Ihre Regeln anpassen. Manchmal reicht eine nicht-restriktive Bedingung wie beispielsweise: »Ich werde nie wieder einen Keks zum Kaffee essen.«
> Die Essensregeln erfüllen im *Nie wieder Fressattacken*-Programm eine sehr wichtige Funktion, indem sie es Ihnen ermöglichen, jeden einzelnen Fressgedanken zu erkennen, bevor er zu einer Fressattacke eskalieren kann, und sei er noch so

klein – wie der Keks, auf den Sie eigentlich verzichten sollten, oder das kleine Stück Kuchen auf der Geburtstagsfeier im Büro.

Essensregeln sind nicht dazu da, Ihnen die Speisen zu verbieten, die Sie mögen, schließlich stellen Sie die Regeln ja selber auf! Wenn Sie diese Regeln aber geschickt formulieren, können sie Sie davor bewahren, jedes Mal aufs Neue in eine Fressattacke hineinzuschlittern.

Lernen Sie, mit den Erinnerungen zu leben

Als ich klein war, sorgte meine Mutter dafür, dass jeden Morgen eine ganze Schachtel Schoko-Karamell-Pop-Tarts im Küchenschrank auf mich wartete, und ich machte auch Morgen für Morgen die gesamte Schachtel leer. Sie kaufte auch jede Woche eine Kiste Coca-Cola und hielt jeden Nachmittag, wenn ich aus der Schule kam, eine Schachtel Sugar Pops für mich bereit.

Das Problem ist, dass ich als Kind diese Dinge auch essen konnte. Sie waren sicher alles andere als gesund für mich (sorry, Mama, ich liebe dich, aber was hast du dir dabei nur gedacht?) und ich habe auf diese Weise bestimmt auch kein gesundes Essverhalten erlernt. Ich glaube, ich habe erst mit 22 Jahren das erste Mal überhaupt Gemüse gegessen. Aber mein Stoffwechsel war hoch, ich war sehr sportlich und meine Bauchspeicheldrüse hatte noch nichts von ihrer Fähigkeit eingebüßt, all den raffinierten Zucker zu verarbeiten.

Wenn wir jung sind, können wir beinahe jede Essens-sünde überleben. Wenn wir aber älter werden, verlieren wir nach und nach diese Widerstandskraft. Wir brauchen immer länger, um uns von Schweinefraß zu erholen, und jeder dieser Kämpfe richtet weitere bleibende Schäden an, bis wir uns irgendwann eingestehen müssen: »Teil des Al-terns in Würde ist, zu akzeptieren, dass das Leben keine gro-ße Dinnerparty ist. Der Preis, den ich für den Schweinefraß zahle, ist viel teurer als ein Leben ohne ihn. Ich glaube, ich muss einfach mit den Erinnerungen leben lernen.«

Es ist völlig okay, sich gerne an all die Pop Tarts, Sugar Pops und Cola jeden Tag zu erinnern. Nicht okay ist, die Party fortzusetzen. Diese Dinge sind für mich heute Schwei-nefraß. Die Vergangenheit ist vergangen und ich möchte mich nicht mehr ohne geeignete Rüstung in diesen Kampf stürzen. Mein Körper macht das einfach nicht mehr mit und ich möchte gerne noch ein langes und gesundes Leben vor mir haben.

Die Erinnerungen an all meine Essenspartys sind viel schöner, als eine Wiederholung es je sein könnte.

Ich habe das für mich akzeptiert und das schenkt mir einen unermesslichen inneren Frieden, den ich kaum beschrei-ben kann.

Ich danke Douglas Graham, dem Autor von *Die 80/10/10-High-Carb-Diät. Die revolutionäre Formel für eine rohvegane und fettarme Ernährung*, für diese Lektion.

Widrigkeiten, Optimismus und Charakterbildung

Müssen Widrigkeiten Ihnen die Lebenskraft nehmen?

In den drei Jahren, bevor ich dieses Buch schrieb, ist nach 28 Jahren meine Ehe gescheitert und ich musste alle meine Firmen bis auf die zumachen, bei der *Nie wieder Fressattacken* zu Hause ist. Ich habe nach 14 Jahren meinen Hund und besten Freund verloren, dann ist meine Mutter an Eierstock-krebs gestorben und ich bin viermal umgezogen, davon zweimal quer durchs ganze Land.

Ich gebe zu, dass ich mich manchmal selber bemitleide, aber sicher nicht an dem Tag, an dem ich diese Worte schreibe!

Ich habe nämlich ein besonderes kleines Mädchen kennen-gelernt, das mich tief beeindruckt hat. Sie ist noch nicht mal im Teenageralter und hat doch schon so viel mehr Schlimmes durchgemacht als die meisten Erwachsenen und doch zeigt sie eine Einstellung und ein Lächeln, das so groß ist wie ihr Herz: »Ich bin froh, das alles durchgemacht zu haben, weil jetzt all die kleinen Probleme, auf die ich im Leben noch sto-ßen werde, längst nicht mehr so dramatisch wirken werden.«

Stellen Sie sich das vor: Ein kleines Mädchen, das nicht nur versteht, wie Widrigkeiten den Charakter formen, sondern sie auch noch mit einem breiten Lächeln begrüßt. So sehen Kinder aus, die die Welt verändern können.

Ihr Vielfraß meint dagegen nur:

> Das ganze Leben ist kompletter Müll, mit Aus-nahme von Schweinefraß. Was willst du denn sonst noch erwarten?

Es kann helfen, sich an diese kleine Geschichte zu erinnern, wenn es sich mal wieder so anfühlt, als nähmen die Widrigkeiten Ihnen alle Lebenskraft. Das muss nämlich nicht so sein!

Also, keine Müdigkeit vorschützen!

Verstörende Dinge, die Glenn in Restaurants tut

Eines Tages, ich glaube, es war 1994, saß ich mit meinem Vater in einem netten indischen Restaurant im New Yorker East Village. Es war ein ruhiger Ort mit Teppich an den Wänden, nicht allzu vielen Tischen und üppiger Dekoration. Ich trug einen Kaschmirpullover, das Brot stand auf Dads Tischhälfte und zwischen uns stand eine brennende Kerze.

Mein Vater hört ein bisschen schlecht. Er schaute einfach weiter auf seinen Teller und bestrich sein Brot, als ich ihn um den Brotkorb bat. Ich wiederholte meine Bitte, aber auch dieses Mal vergeblich. Nach dem dritten Versuch gab ich auf und griff über die brennende Kerze hinweg nach dem Brotkorb.

Plötzlich stand mein Arm in Flammen!

Aber nur kurz, während ich »Scheiße!« brüllte und wie ein Verrückter meinen Arm schüttelte, um die Flammen auf der Stelle zu ersticken.

Keiner der anderen Gäste hatte den in Flammen stehenden Pulloverärmel bemerkt. Was sie aber bemerkten, war ein 32-jähriger Mann, der offenkundig ohne jeden Grund in einem ruhigen Restaurant »Scheiße!« brüllt.

Ich habe mich in Grund und Boden geschämt, aß aber

weiter, nachdem ich dem Kellner erklärt hatte, was passiert war, der mir nun den Rest des Abends seine besondere Aufmerksamkeit schenkte. ;-)

Warum erzähle ich Ihnen diese Geschichte?

Viele meiner Klienten, die erfolgreich mit dem Überessen aufgehört haben, geraten in Restaurants aus dem Gleichgewicht. Der Trick besteht hier in der Regel darin, einen besonderen Wunsch zu äußern. Ich empfehle, statt auf die Speisen auf die Zutaten zu achten und die Bedienung oder die Küche nach einem besonderen Gericht zu fragen, das zu Ihren Ernährungsanforderungen passt. (Wenn ein Restaurant zum Beispiel Champignon-Steak, gegrillte Hähnchenbrust und Caesar Salad auf der Karte hat, stehen Ihnen Champignons, Blattsalat und Hähnchen zur Verfügung. Sie könnten also nach einem Blattsalat mit Pilzen und Hähnchenstreifen fragen. Das ist jetzt nicht so kompliziert.)

Die meisten Klienten lehnen das aber ab, weil sie im Restaurant keine Aufmerksamkeit erregen wollen. Das wäre ihnen einfach zu peinlich.

Wenn es Ihnen beim nächsten Mal auch so geht, denken Sie an mein kleines Restaurantabenteuer. Wenn dieser kultivierte Akademiker es überlebt, mitten in einem ruhigen indischen Restaurant wüste Flüche auszustoßen, können Sie sicherlich damit leben, Sonderwünsche zu äußern. In der Regel werden die meisten Servicekräfte Ihnen nur zu gerne helfen, weil das eine prima Möglichkeit ist, einen loyalen Stammgast zu gewinnen.

Diese Erinnerung hilft mir auch bei Familienfeiern, Essen mit Freunden und Geschäftsmeetings, bei denen es mir möglicherweise peinlich ist, meine besonderen Anforderungen umzusetzen.

Neun gar nicht widerliche Dinge, die Sie statt Schweinefraß essen können

Ein wichtiger Teil des *Nie wieder Fressattacken*-Essensplans ist die Kategorie »unbegrenzt«. Allein das Wissen, dass Sie Essen in unbegrenzter Menge in Reichweite haben, das Sie essen dürfen, ohne Ihre Essensregeln zu brechen, kann sehr beruhigend sein. Manchmal müssen Sie sich einfach an etwas satt essen, um das Verlangen zu stillen. Viele Menschen finden aber Dinge wie Sellerie und Grünkohl eher abschreckend. Ihnen dreht sich allein schon bei dem Gedanken daran der Magen um.

Hier sind nun neun Vorschläge für Lebensmittel, an denen Sie sich (abhängig von Ihrem Essensplan) satt essen dürfen. Vergessen Sie bitte nicht, dass ich kein Mediziner oder Ernährungsberater bin, sondern ein Laie, der Ihnen ein paar Vorschläge macht, an die Sie sich halten können oder eben auch nicht:

- gedämpfter Brokkoli mit einer Prise Meersalz
- Paprika
- Grünkohl
- gedämpfter Blumenkohl mit einer Prise Meersalz
- Tomaten
- Gurken
- Blattgemüse (Blattsalat, Spinat usw.)
- Wasser
- grüner Tee

Einige dieser Dinge (Blattgemüse, Kohl, Gurke, grüner Tee und Wasser) sind beinahe kaloriennegativ, andere enthalten ein paar wenige Kalorien. Es kann daher helfen, wenn Sie jede Stunde einen Tomatensaft-Smoothie trinken oder drei

Pfund gedämpften Blumenkohl essen, aber eine Schale Tomaten und drei Gurken reichen meist auch. Jetzt müssen Sie nur noch entscheiden, welche dieser Lebensmittel Sie auf Ihre Einkaufsliste setzen!

Acht großartige Möglichkeiten, das Überessen zu stoppen

Lesen Sie sich das Folgende aufmerksam durch, denn hier sind meine neun wertvollsten Erkenntnisse, wie Sie das Überessen stoppen!

- Streben Sie nach Perfektion, aber lernen Sie, sich selbst zu vergeben. Sieger zeichnet die Einstellung »Ich werde auf Biegen und Brechen gewinnen« aus und nicht »Vielleicht klappt es, vielleicht aber auch nicht«. Auf diese Weise befreien sie sich von allen Zweifeln und Unsicherheiten, die nur unnötig Energie kosten. Wenn sie dann aber doch scheitern, analysieren sie, was schiefgelaufen ist, passen ihre Ziele entsprechend an und vergeben sich dann den Patzer. So verschwenden sie nicht unnötig Energie auf Selbstgeißelung und negatives Denken.
- Stehen Sie immer wieder auf! Immer und immer wieder! Sie sind im Rennen, um das Rennen zu gewinnen, und werden nie, nie, nie aufgeben (die Forschung belegt, dass Menschen, die erfolgreich abgenommen haben, mehrere Versuche hinter sich haben)!
- Weg mit dir! Weg! Wir hatten dieses Thema weiter oben schon, aber ich möchte es der Vollständigkeit halber hier einschließen: Wenn Sie abnehmen, werden Sie hin und wieder Hunger haben. Das ist einfach so. Solange Sie

sicher sind, dass Sie (a) nicht zu stark abnehmen (fragen Sie Ihren Arzt), (b) über Ihren Essensplan genügend Kalorien und Nährstoffe erhalten (wenn Sie das nicht beachten, riskieren Sie Rückfälle), (c) nicht magersüchtig sind und (d) nicht mehr als zwei Pfund die Woche abnehmen, sollten Sie lernen, Ihren Hunger zu genießen. Greifen Sie sich an Ihre Polster und sagen Sie: »Weg mit dir! Weg!«

• Ersetzen Sie alles, was Sie aus Ihrer Ernährung streichen, durch etwas Nahrhaftes. Als ich zum Beispiel auf Schokolade verzichtet habe, hatte ich das Gefühl, Kohlsaft- und Bananen-Smoothies zu brauchen! Binnen sechs Wochen lechzte ich nach diesen anstatt nach Schokoladentafeln. Das klingt verrückt, aber hinter jedem Verlangen nach Salami steckt möglicherweise das Verlangen nach Brokkoli oder Mandeln. Das wird sich anfangs nicht so anfühlen, aber bleiben Sie dabei … Sie werden mir danken (ich rede hier nicht spezifisch von Brokkoli und Mandeln, das ist nur ein Beispiel – Sie können Ihre eigenen gesunden Alternativen finden).

• Machen Sie Ihrem Vielfraß klar, dass er keine Zeitmaschine hat. Auch hierüber haben wir bereits gesprochen, aber ich wiederhole es gern: Nur weil Sie in der Vergangenheit immer wieder gegen Ihren Plan verstoßen haben, heißt das noch lange nicht, dass Sie das auch in Zukunft tun. Es gibt so etwas wie ein letztes Mal. Menschen werden erwachsen und lassen allen möglichen Blödsinn hinter sich. Sie müssen einfach nur jetzt nie wieder fressen, denn es ist ja immer jetzt. Auch wenn Sie diesen Satz zu Ende lesen und am Punkt anlangen, ist es immer noch jetzt. Als Sie anfingen zu lesen, war jetzt, jetzt ist jetzt und nachher wird es schon wieder jetzt sein. Die Zukunft ist eine unendliche Abfolge von jetzt, wenn Sie also jetzt nie wieder fressen, werden Sie nie wieder Fressattacken haben, richtig?

- Meinen Sie es ernst. Erstellen Sie klare Regeln, die festlegen, was gesundes Essen für Sie persönlich bedeutet. Fragen Sie sich, warum Sie so essen wollen. Beschließen Sie, dass jeder Impuls, der darauf hindeutet, Sie könnten sich nicht daran halten, ein Vielfraßschrei aus Ihrem Reptiliengehirn ist. Er ist eine biologische Fehlleistung und Sie haben nichts damit zu tun, können ihn also getrost ignorieren.

- »Wünschen Sie nicht, es wäre einfacher, wünschen Sie, Sie wären besser.« – Jim Rohn. Es wird sicherlich nicht ganz einfach, die neurologischen Verknüpfungen zu ersetzen, die Sie ein Leben lang in Ihr Gehirn eingebrannt haben. Sie müssen sich genau überlegen, wie Sie essen wollen, Methoden erlernen, um irrationale Essensgedanken zu eliminieren, und in Bezug auf Essen ein anderer Mensch werden. Das ist aber letzten Endes auch nicht mehr Mühe, als Auto fahren zu lernen. Sie müssen sich Zeit nehmen, die Verkehrsregeln lernen, ein wenig üben (idealerweise mit etwas Begleitung und Anleitung) und dann haben Sie es auch schon geschafft!

- Treffen Sie Ihre schwierigsten Essensentscheidungen am Morgen. Willenskraft kann wie ein Muskel ermüden. Sie wird durch das Treffen von Entscheidungen (nicht nur in Bezug aufs Essen) erschöpft. Wir können jeden Tag nur eine begrenzte Anzahl guter Entscheidungen treffen. Das ist der Grund, warum so viele Menschen mit den besten Absichten in den Tag starten, aber dann am Abend vor dem Kühlschrank scheitern (oder auf dem Heimweg von der Arbeit). Die Lösung? Treffen Sie Ihre Entscheidungen am Morgen. Planen Sie Ihr Essen im Voraus und packen Sie notfalls alles in Tupperdosen, sodass es dann abends für Sie bereitsteht. Seien Sie nicht geizig, bereiten Sie alles zu, das Sie gut sättigt. Versuchen Sie dann, über den Tag verteilt zwei fünfminütige entscheidungsfreie Pausen einzubauen, um die Batterien wieder aufzuladen. Sie werden staunen, wie viel leichter es fällt, sich am Abend zu beherrschen!

Die Wissenschaft der Fressattacken[17]

Zwei von drei erwachsenen Amerikanern sind übergewichtig, einer von dreien ist fettleibig! In nur siebzig Jahren ist der Anteil der Fettleibigen bei den Männern von 10 auf 33 Prozent und bei den Frauen von 15 auf 45 Prozent gestiegen. [In Deutschland sind 23,3 Prozent der Männer und 23,9 Prozent der Frauen im Alter zwischen 18 und 91 Jahren adipös. Den größten Adipositas-Anstieg verzeichnet bei Männern wie Frauen die Altersgruppe der 25- bis 34-Jährigen.[18] Anm. d. Red.]

Fehlt es mehr als der Hälfte der amerikanischen Bevölkerung an der Willenskraft, nicht zu viel zu essen? Blödsinn!

Ein über 50 Jahre zurückliegendes Experiment von Milner und Olds beleuchtet die zugrunde liegenden Ursachen. Die beiden Forscher implantierten Elektroden im Lustzentrum einer Gruppe von Ratten und schlossen diese Elektroden dann an eine Taste an, die die Ratten selber drücken konnten, um ihr Lustzentrum zu aktivieren.

Die Ergebnisse waren dramatisch: Die Ratten drückten die Taste nämlich mehrere Tausend Mal pro Stunde. Sie zogen diese Selbststimulierung Futter und Wasser vor, selbst noch, als sie verhungerten und verdursteten. Männchen ignorierten Weibchen in Hitze. Sie überquerten unter Strom stehende Gitter und erduldeten erhebliche Schmerzen, um an ihre Taste zu gelangen. Weibchen ließen ihre Neugeborenen im Stich, um sich ihren Kick zu holen – es war ein sehr grausames und lehrreiches Experiment (das danach noch mehrfach mit höheren Säugetieren wiederholt wurde).

Was aber noch grausamer ist, ist der Umstand, dass Lebensmittelkonzerne sehr wahrscheinlich dieselbe Taktik auf die US-Bevölkerung anwenden und ihre Produkte gezielt darauf trimmen, das Lustzentrum ihrer Kunden zu stimulieren.

Die meisten Schokoladentafeln enthalten fünfmal mehr Zucker als Weintrauben.

Manche Kartoffelchips enthalten zwölfmal mehr Salz als eine Zwiebel gleichen Gewichts.

Ist es da ein Wunder, dass es uns nach diesen Produkten verlangt? Sie sind ganz bewusst suchterzeugend formuliert. Daraus folgt: Sie sind nicht appetitkrank! Es ist nichts an Ihnen verkehrt. Überessen und Fressattacken werden durch die Lebensmittelkonzerne hervorgerufen. Sie haben die gesamte Versorgungskette so umprogrammiert, dass sie aus großen Teilen der Bevölkerung Süchtige machen, um ihre Profite zu maximieren, und jedes Mal, wenn Sie eine ihrer lebensmittelähnlichen Substanzen essen, lacht sich wahrscheinlich ein fetter Pfeffersack auf dem Weg zur Bank über Ihr Elend schlapp!

Dabei sind es nicht nur die Lebensmittelkonzerne.

Die Werbeindustrie hilft ihnen dabei, Sie davon zu überzeugen, dass Sie ihre Produkte brauchen, um zu überleben.

Dann erzählt Ihnen noch die Suchtbehandlungsindustrie, dass Sie nicht aufhören können, selbst wenn Sie wollten.

Noch nicht überzeugt? Fragen Sie sich selbst, ob Sie wirklich glauben, dass es fette Höhlenmenschen gegeben hat. Fragen Sie sich, ob Überessen wirklich ein Problem war, als wir uns in den Tropen entwickelten und nur Obst, Gemüse und vielleicht gelegentlich etwas tierisches Protein zur Verfügung hatten. (Letzteres hängt davon ab, was Sie über die menschliche Ernährung glauben – ich persönlich bin sicher, dass wir nicht dazu gemacht sind, Tiere zu essen, aber mein Buch ist da offen.)

Hat Grompf wirklich seine Wuhla angesehen, sich an den Bauch gefasst und gegrunzt: »Wuhla, Grompf hat zu viel Trauben und Blätter gegessen. Grompf hässlich. Sieh weg, Wuhla. Geh Feuer machen. Nich hingucken!«

Ich glaube kaum. Überessen ist ein modernes Problem, das von einer modernen Industrie geschaffen wurde.

Um diesen Kampf zu gewinnen, müssen Sie mehr tun, als einfach nur auf Ihren Körper zu hören, denn Ihr Körper möchte nur zu gerne immer wieder die Produkte der Lebensmittelindustrie haben. Deshalb setzt das *Nie wieder Fressattacken*-System darauf, dass Sie gründlich über Ihre eigenen Regeln nachdenken und Ihre destruktiven Gedanken mit aller Kraft einer fiktiven Figur zuschreiben. Damit gewinnen Sie die entscheidenden Sekundenbruchteile, um angesichts einer Versuchung aufzuwachen, sich zu erinnern, wer Sie sind, und die richtige Wahl zu treffen.

Abnehmen à la *Nie wieder Fressattacken*

Reden wir also übers Abnehmen im Stil von *Nie wieder Fressattacken!* Es gibt drei Schlüssel zum Erfolg:

- Erstellen Sie Ihren eigenen Essensplan und halten Sie sich daran. Einen solchen Plan zu haben bedeutet nicht, dass Sie hungern oder sich all die Dinge versagen sollen, die Sie lieben. Es bedeutet, dass Sie in Bezug auf Ihre Ernährung klare Regeln (nicht Richtlinien!) aufstellen, die Ihren Gesundheits-, Energie-, Fitness- und Glücksregeln entsprechen. Beim *Nie wieder Fressattacken*-System geht es darum, dass Sie sich an Ihren Plan auch dann halten, wenn Sie unter Gelüsten, Stress oder emotionaler Belastung leiden. Wenn Ihnen das noch nicht gelingt, lesen Sie bitte mein Buch *Nie wieder Fressattacken* noch einmal. Ich empfehle meistens, mit dem Abnehmen zu warten, bis Sie mindestens eine Essensregel wenigstens einige Wochen lang durchgehalten haben. Sie sollen spüren, wie sich Erfolg anfühlt und dass Sie Macht über Ihren Vielfraß haben, bevor Sie weitere Variablen in die Formel einbringen.

- Stellen Sie einen leichten bis mittelschweren Trainingsplan auf, der zu einem kleinen Kaloriendefizit führt. Das ist für viele Menschen der zweite Stolperstein: Sie treiben entweder gar keinen Sport (weil es für sie zu mühsam ist) oder trainieren so hart, dass sie sich erschöpfen und verletzen. Ein nachhaltiger Trainingsplan, den Sie dauerhaft befolgen können, ist eine wunderbare Ergänzung für alle, die abnehmen wollen (rechtlicher Hinweis: Holen Sie erst die Zustimmung Ihres Arztes ein, bevor Sie mit dem Sport beginnen.).

- Sobald Sie ernsthaft nie wieder fressen, nehmen Sie nahezu zwangsläufig ab. Sehr viele Menschen geben auf, weil sie nicht schnell genug abnehmen. Was diese Menschen nicht verstehen, ist Folgendes: Sobald Sie Ihren Essensplan aufstellen und ihn befolgen und regelmäßig Sport treiben, können Sie nicht nur abnehmen, sondern auch für immer schlank bleiben! Wenn es nämlich nicht klappt, passen Sie Ihren Plan so lange an, bis es klappt und Sie sich sicher sind, dass Sie sich an diese Veränderungen halten können.

Das ist simple Mathematik und praktisch unvermeidlich. Menschen, die das verstehen, entwickeln eine endlose Geduld. Sie stressen sich nicht selbst mit ihrem Gewicht und bringen sich selbst mit einem Training um, nur um möglichst schnell abzunehmen. Es ist, als hätten sie einen Schalter im Kopf umgelegt, und sechs bis zwölf Monate später erreichen sie ihr Ziel ohne große Mühe.

Arbeiten Sie nicht an Ihrer eigenen Unterdrückung mit

Der dynamischste Professor, den ich je kennengelernt habe, ist zweifellos Dr. Bruce Hare von der SUNY Stony Brook. Ich erinnere mich noch, wie er sich 1984 (als ich noch Haare und Zähne hatte!) auf seinem Podium furchtbar echauffierte.

Das war so inspirierend, dass ich dachte, ich höre einem großartigen Prediger zu und nicht einer Vorlesung an der Uni!

Dr. Hare vertrat leidenschaftlich die Ansicht, dass es nur zu Ungerechtigkeit kommen kann, wenn die Unterdrückten an ihrer eigenen Unterdrückung mitarbeiten:

»Folgt nicht blind dem Gruppenzwang!«, rief er zur Begeisterung des Auditoriums.

»Afroamerikaner, hört auf, das N-Wort zu gebrauchen!«

»Minderheiten überall auf der Welt, hört auf, Witze über euch selbst zu reißen!«

»Hört auf, Produkte zu konsumieren, die die Gier der Konzerne auf Kosten der Bevölkerung bedienen!«

Das alles rief er in einem so empathischen Singsang, dass ich ihn bis heute in meinem Kopf höre, aber offenbar haben ihm die Leute in Bezug auf die Industrie leider nicht zugehört, denn wir alle arbeiten mehr oder weniger immer noch bei unserer eigenen Unterdrückung mit und erlauben ihnen, buchstäblich Billionen zu verdienen (2015 allein in den USA $ 5,32 Billionen), indem sie Salz, Zucker, Fett, Stärke und Exzitotoxine in superattraktive lebensmittelähnliche Substanzen pressen, die sie dann auch noch so verpacken, dass sie auf den ersten Blick gesund erscheinen.

Wir erlauben ihnen, »Lebensmitteldrogen« zu produzieren und unsere Lustzentren zu stimulieren, um Selbstfürsorge und eine normale, gesunde Ernährung zu unterbinden und uns auf Kosten unserer Gesundheit »high« zu machen.

Wir schlingen ihren Müll hinunter wie ein ausgehungerter Dobermann einen Schweinebraten.

Ein Apfel hat nicht den Hauch einer Chance gegen den künstlich aufgepumpten Geschmack und die Stimulation eines modernen Schokoriegels.

Aber wenn Sie Probleme mit diesen Schokoriegeln oder anderen Industrieprodukten haben, denken Sie mal darüber nach, wie viel Mitschuld Sie an Ihrer eigenen Unterdrückung eventuell selbst tragen.

Wie Sie den Konzernen Ihr Geld für Ihr tägliches Gift in die Hand drücken.

Dieses Gift raubt Ihnen nicht nur Energie und Gesundheit, Sie stopfen auch noch den vielen fetten Pfeffersäcken Ihr Geld in die Taschen, die bald gut gelaunt auf Ihrem frühen Grab tanzen.

Zum Glück gibt es einen Ausweg!

Der beginnt damit, dass Sie ordentlich wütend über all

diese Missstände werden, damit Sie aufstehen und sagen können (stehen Sie ruhig auf und sagen Sie das Folgende laut – es wirkt wirklich):

»Ich habe genug davon, dass diese Konzerne von meinem Elend profitieren. Ich will verdammt sein, wenn ich weiter mit deren legalen Entsprechungen von Crack kooperiere, bloß um 18 Minuten high zu sein (so lange dauert im Schnitt ein Zuckerhoch).
Das alles auf Kosten meiner körperlichen Gesundheit, meiner Emotionen, meiner Produktivität und meines Wohlbefindens.
Ich erkenne jetzt, dass mein Vielfraß mich zu einem Kollaborateur bei meiner eigenen Unterdrückung gemacht hat, und ich dulde das einfach nicht mehr! Ich schreibe heute nur eine Essensregel, um mich vor einem weiteren Industriegift zu schützen, ohne das es mir garantiert besser geht oder das ich zumindest stark einschränken muss.«

Leiden Sie nicht länger still zum Nutzen der Lebensmittelindustrie.
Werden Sie wütend! Werden Sie gesund!

Gesucht: Überesser für eine gefährliche Schlacht gegen den Vielfraß

Anfänglich geringe Erfolge.
Über einige Monate hinweg:
• Hungerattacken

- Angriffe und Gelüste des inneren Vielfraßes
- Versuchungen auf Schritt und Tritt

Bei Erfolg aber lebenslange Freiheit von Fressattacken und Esssüchten.

Was tun gegen Essenstyrannen?

In unserer Kultur lieben und bewundern wir Menschen, die sich Tyrannen entgegenstellen, vor allem, wenn sie andere verteidigen, seien es nun fiktive Filmschurken, wie der blonde Typ in *Karate Kid*, der Daniel-sans Bein bricht, oder reale Tyrannen, die Rosa Parks damals zwingen wollten, hinten im Bus zu sitzen.

Zwei Dinge sollten Ihnen an Tyrannen auffallen. Zum einen sind sie meist schnell vergessen. Sie sind nur ein Hindernis, das unserem Helden im Weg steht, nur ein Detail in der Geschichte.

Wie viele von Ihnen erinnern sich noch an den Namen des Fieslings im Film *Karate Kid*?

Aber noch wichtiger ist, wie wir uns fühlen, wenn sich jemand einem Tyrannen widersetzt, auch wenn der ihn immer wieder niederschlägt.

Wenn es Ihnen so geht wie mir, empfinden Sie ein starkes Gefühl der Verbundenheit und Bewunderung für jeden, der sich erhebt, egal, wie es ausgeht.

Jetzt möchte ich, dass Sie diese Erkenntnisse auf Ihren Vielfraß übertragen, denn der ist ein Essenstyrann, dem Sie sich entgegenstellen müssen! Selbst wenn er Sie umhaut, selbst wenn Sie sich überessen.

Seien Sie sich selbst gegenüber nicht zu hart. Stehen Sie auf, klopfen Sie den Staub von Ihrer Kleidung und stellen Sie sich dem Tyrannen erneut und mit voller Überzeugung.

Sie sollten nichts anderes als Bewunderung und Verbundenheit mit dem Teil Ihrer selbst empfinden, der sich diesem Fiesling entgegenstellt, so wie Sie das auch für einen echten Helden täten. Das ist nämlich genau das, was Sie sind: ein Held! Wenn Sie immer wieder aufstehen, werden Sie auch gewinnen!

Ein simpler Tipp für den Umgang mit Dealern

Wollen Sie einen einfachen Tipp, wie Sie mit den »Essensdealern« fertigwerden, die immer fragen, warum Sie dies oder jenes nicht essen? Sagen Sie einfach: »Das ist nichts für mich«, und wechseln Sie dann das Thema.

Erklären Sie nicht.

Belehren Sie nicht.

Sagen Sie einfach: »Das ist nichts für mich.«

Das ist alles!

Es funktioniert in den meisten Fällen so gut, dass Sie schnell wieder zu Ihrer friedvollen Beziehung zum Essen zurückkehren können.

Die Lügen Ihres Vielfraßes

Im Prinzip müssen Sie nur die Lügen Ihres Vielfraßes erkennen, um sie ignorieren zu können. Manchmal sind sie aber auch sehr schwer zu erkennen und/oder ausgesprochen verführerisch. Viele Klienten erzählen mir auch, dass ihr Vielfraß extrem hartnäckig ist – er plärrt nach Schweinefraß, egal, wie oft sie ihm den Mund verbieten und ihn zurück in seinen Käfig schicken. Er wird nur immer lauter, bis sie schließlich nachgeben.

In solchen Fällen können Sie auch wenigstens einmal versuchen, seine Argumente logisch zu widerlegen. Das verlagert die Konversation aus Ihrem Reptiliengehirn (wo der Vielfraß die unumstrittene Oberhand hat) in Ihren Neokortex, wo logisches Denken seine Argumente zerlegt und die darin enthaltenen Lügen aufdeckt.

Ein Beispiel:

> **Vielfraß:** Es ist Mitternacht, ich will Schokolade!
> **Sie:** Nein, auf keinen Fall!
> **Vielfraß:** Ich hab aber Huuuuunger! Du wirst verhungern. Du hast heute echt hart trainiert, du hast es dir verdient. Wir werden von dem bisschen Schokolade nicht zunehmen. Das tut uns doch nichts!
> **Sie:** Das ist schon okay, ich habe den ganzen Tag über gut gegessen. Ich werde nicht verhungern, man wird meine ausgebleichten Knochen nicht vor dem Kühlschrank finden. Dass ich Hunger habe, zeigt nur, dass ich abnehme! Endlich! Weg mit dir! Weg!
> **Vielfraß:** Aber du hattest so einen harten Tag und

verdienst eine Belohnung. Ohne Schokolade ist das Leben doch nur elend!!!!

Sie: Blöder Vielfraß! Schokolade mitten in der Nacht ist keine Belohnung, sondern eine Strafe. Ich kann dann stundenlang nicht schlafen, dann wache ich aufgebläht und fetter auf und bin zu allem Überfluss auch noch sauer, weil ich auf dich gehört habe. Die wirkliche Belohnung ist ein Schluck Wasser, Schlaf und das gute Gefühl, morgen ein wenig schlanker und sehr viel selbstbewusster zu sein!

Das Gute daran, die Lügen des Vielfraßes aufzudecken, ist, dass man seine Schreie immer leichter erkennen lernt. Seine Argumente können Ihren Verstand nicht mehr überzeugen, der alle Ihre wirklich wichtigen Ziele enthält.

Manchmal lohnt sich der ganze Aufwand einfach nicht

Wenn man selbst Saft herstellt, kommt man irgendwann unweigerlich an den Punkt sinkender Erträge. Wenn Sie besonders entschieden an die Sache herangehen, können Sie eine Orange bis zum letzten Tropfen auspressen, aber je stärker Sie pressen, desto weniger Saft kommt heraus. Irgendwann lohnt der zusätzliche Saft den ganzen Aufwand einfach nicht mehr. Sie müssen das winzige bisschen Verschwendung und das nicht hundertprozentig perfekte Ergebnis einfach akzeptieren. Sie verschwenden am Ende nämlich entweder ein wenig Saft oder sehr viel Arbeit. Manchmal ist der Saft das Pressen nicht wert.

Für mich ist das ähnlich wie beim Abnehmen. Wenn Sie nicht gerade ein Wettkampf-Bodybuilder sind, erfordert das Erreichen Ihres Idealgewichts gegen Ende immer mehr Arbeit und wenn Sie dann ganz nah dran sind, müssen Sie um jedes Gramm kämpfen.

Für die meisten Überesser bedeutet Genesung, einen nicht ganz perfekten Körper akzeptieren zu müssen und die schmerzhafte selbstkritische Stimme zu ignorieren, die Sie Ihrem Vielfraß erlauben und die Ihre Widerstandskraft zermürben soll. An einem bestimmten Punkt, der für jeden anders ist, müssen wir uns einfach selber vergeben, dass wir keinen absolut perfekten Körper haben. Dann ist es extrem wichtig, diese selbstkritische Stimme zu dämpfen, egal, wo auf Ihrem Weg zu Ihrem Idealgewicht Sie stehen.

Das ist etwas völlig anderes, als einfach ein ungesundes Gewicht zu akzeptieren. Wir akzeptieren eher den Fakt, dass wir ein gesunder Mensch werden und uns dafür lieben. Vielleicht bedeutet das, dass man sich nicht länger auf das Loswerden von 100 Pfund konzentriert, sondern darauf, einhundert Mal ein Pfund abzunehmen. Manchmal lohnt sich der ganze Aufwand aber auch einfach nicht.

Ich wünschte nur, mit hätte das jemand gesagt, bevor ich Jahrzehnte damit verbracht hatte, mich selbst zu hassen. Nur weil man sich selbst nicht mehr lieben muss, um mit Überessen und Fressattacken aufzuhören, heißt das ja nicht, dass man sich selbst nicht mehr lieben sollte.

Wir können wohl alle ein wenig mehr Liebe im Leben gebrauchen.

Haben Sie heute jemanden überfahren?

Ich möchte Sie etwas fragen:

Haben Sie in letzter Zeit jemanden auf der Straße getötet? Vielleicht war es sengend heiß und ein Idiot hat Sie geschnitten und Sie dabei beinahe umgebracht, also sind Sie aus dem Auto gestiegen und haben ihm mit einem Knüppel den Schädel eingeschlagen?

Nein? Sicher? Nur keine Scheu, ich kenne einige recht gute Anwälte, die Sie vor lebenslangem Gefängnis bewahren könnten.

Okay, Sie haben also niemanden umgebracht (zumindest hoffe ich das, weil ich mir gar nicht so sicher bin, dass die Anwälte Sie retten könnten).

In Ordnung, aber haben Sie schon mal einen anderen Autofahrer umbringen wollen?

Ich schätze, die Antwort ist Ja! Wahrscheinlich sogar mehr als einmal.

Zum Glück hat Ihr Verstand übernommen, als Ihr Reptiliengehirn auf den angenommenen Angriff mit Gewalt reagieren wollte:

»Ho, Brauner! Langsam! Wir können den Typen jetzt nicht killen. Dagegen gibt es ein Gesetz. Die sperren uns lebenslang in eine Zelle mit grauen Wänden und einem haarigen Gorilla als Zellengenossen!«

Ihr Verstand hat die Entscheidung Ihres Reptiliengehirns überstimmt, sodass Sie sich an die Regeln unserer Gesellschaft gehalten und sich selbst vor Schaden bewahrt haben.

Exakt dasselbe können Sie auch mit Essen tun!

Sie können Essensregeln aufstellen, die Teil Ihrer Persönlichkeit werden (Ihre »zweite Natur«), sodass Sie nicht ständig aufpassen und viel Energie darauf verwenden müssen, jeden Tag über sie nachzudenken.

Diese Regeln werden die Essensgelüste Ihres Reptiliengehirns (alias Vielfraß) außer Kraft setzen, leicht zu merken sein und Ihnen trotzdem erlauben, jeden Tag leckere Sachen zu essen.

Außerdem reduzieren sie Ihre Gelüste relativ schnell auf ein fast unmerkliches Maß.

Wer Absurditäten glaubt, ist auch zu Unrecht fähig

»Wer dich veranlassen kann,
Absurditäten zu glauben, der kann dich auch
veranlassen, Unrecht zu begehen.«
– *Voltaire*

Die Lebensmittelindustrie will Ihnen weismachen, dass ihr industriell produziertes Essen gesund ist und dass Sie alle benötigten Nährstoffe aus einer Pappschachtel, einer Tafel voller Chemikalien mit schicker Verpackung oder einem schwarzen Loch aus Zucker, Stärke, Salz und Öl beziehen können.

Ihr Vielfraß will Ihnen weismachen, dass ein Bissen abscits Ihres sorgfältig erstellten Essensplans nicht schaden kann und …

- ... dass Sie lange genug brav gewesen sind, um eine Fressattacke verdient zu haben;
- ... dass Sie gesund genug sind, das zu verkraften;
- ... dass andere sich von Ihnen abwenden, wenn Sie sich gesund ernähren;
- ... dass Sie es »nicht aushalten«, sich von Schweinefraß fernzuhalten;
- ... dass Sie es jetzt schon so oft versucht haben und gescheitert sind, sodass es nun wirklich keinen Sinn mehr hat, es erneut zu versuchen.

Die Suchtbehandlungsindustrie will Ihnen weismachen, dass Sie an einer chronischen, fortschreitenden und mysteriösen Krankheit leiden und ...

- ... dass Sie dem Impuls zum Überessen gegenüber machtlos sind;
- ... dass Sie nicht damit aufhören können, sich selbst zu schaden;
- ... dass das Beste, was Sie tun können, Abstinenz von einem Tag auf den anderen sei ...
- ... und dies auch nur, wenn Sie sich mit anderen zusammentun, die an diesen Unsinn glauben ...
- ... und sich vollständig von Menschen abhängig machen, die das Problem selber nicht gelöst haben.

Wie kann bei all den Absurditäten, die die Leute so bereitwillig glauben, überhaupt irgendwer erwarten, gesund zu leben?

Hinterfragen Sie Autorität!
Sagen Sie Nein zum Wahnsinn!

Sie haben die volle Kontrolle über Ihre Beine, Hände, Lippen, Ihren Mund und Ihre Zunge. Sie besitzen ein Gehirn und können selbst herausfinden, was gesund und was Schweinefraß ist.

Hinterfragen Sie Autorität, sagen Sie Nein zum Wahnsinn und essen Sie gesund.

Ein Versagen ist buchstäblich unmöglich

Ich treffe eine Menge Leute, die sagen, sie hätten *Nie wieder Fressattacken* mit einigem Erfolg ausprobiert, glaubten aber nicht, dass es auf Dauer für sie »funktioniert«. Jetzt wollten sie »etwas anderes« ausprobieren.

Diese seltsame Vorstellung verwirrt mich immer ein bisschen. *Nie wieder Fressattacken* ist nämlich nicht wie ein Magenbypass, eine Pille oder eine Therapie. Es ist nichts, das ich für Sie tue, um Sie dazu zu bringen, mit dem Fressen aufzuhören. Es ist schlicht die rücksichtslose und systematische Umsetzung von Vernunft, freiem Willen und Verantwortlichkeit:

• Wir identifizieren systematisch und rücksichtslos all Ihre Auslöser und Ihr Essverhalten.

• Dann arbeiten wir die gesündesten Entscheidungen heraus, die Sie angesichts dieser Auslöser und Verhaltensweisen treffen können.

• Wir erklären diese Entscheidungen zu Charakterfragen ...

- welche Art von Person Sie sind
- oder welche Art von Person Sie werden.
- Dann definieren wir jeden Gedanken und jedes Gefühl, das darauf hindeutet, dass Sie sich jemals wieder auch nur entfernt davon abweichend verhalten, als Ihr selbstzerstörerisches Selbst …
- oder Ihren Vielfraß
- oder ihr Dick-denkendes-Ich
- usw.

Diese simple Sammlung vernunftgesteuerter Techniken klärt Ihr Denken dann so weit, dass wir alle Zweifel und Unsicherheiten eliminieren und uns ganz auf das Ziel konzentrieren können. Wenn wir einen Fehltritt machen, stehen wir einfach wieder auf und konzentrieren uns wieder hundertprozentig aufs Ziel, so wie sich ein olympischer Bogenschütze immer wieder mit voller Konzentration auf das Schwarze der Zielscheibe ausrichtet.

Die einzige Möglichkeit, bei *Nie wieder Fressattacken* zu scheitern, besteht darin, die Vernunft zurückzuweisen und den Vielfraß bewusst aus seinem Käfig zu lassen.

Deshalb frage ich Menschen, für die »es nicht funktioniert«: Was ist die Alternative?
- Wäre es besser, mit dem Bogen einfach irgendwohin zu zielen? Ins Blaue zu schießen und nicht zu definieren, was für Sie gesundes Essen bedeutet? Ich glaube doch kaum! Mein Großvater hat immer gesagt: »Wenn du nicht weißt, wo du hingehst, landest du wahrscheinlich ganz woanders.«
- Sollen wir lieber nicht klären, was ein gesunder Essensgedanke im Gegensatz zu einem destruktiven Gedanken

ist? Ich sehe nicht, wofür das gut sein soll. Sie müssen doch die gesunden Gedanken erkennen können, um sich an sie zu halten, oder?

- Sollen wir einfach »unser Bestes versuchen, um gesund zu essen«? Wenn das für Sie funktioniert hätte, würden Sie doch kaum dieses Buch lesen!
- Sollen wir uns den drölfzigsten neuen Diät-Guru suchen? Sie können natürlich dessen Bücher lesen, aber am Ende müssen Sie immer noch Ihre ganz persönlichen Essensregeln annehmen und lernen, alle Gedanken zu erkennen, die Sie davon abhalten könnten.
- Sollen wir all unsere Verantwortung und unsere Kontrolle über uns selbst aufgeben und vorgeben, an einer mysteriösen chronischen und fortschreitenden Krankheit zu leiden, um dann unser Leben lang unsere Probleme auf dem Marktplatz voller Menschen zu gestehen, die dieselbe nicht existente Krankheit haben? Sollen wir Abende damit zubringen, mit Fremden darüber zu reden, dass wir uns einfach nicht selbst im Griff haben, und deshalb unsere Angst vor unserem eigenen gesunden Appetit kultivieren? Das wäre ein sehr trauriges Bild, oder? Wenn wir sagen »Wir haben uns beim Essen selbst nicht im Griff«, sagen wir im Grunde, dass wir nicht anders als Tiere sind, und da stehen wir doch weit drüber, denken Sie nicht auch?

Ich sage: Nein, danke!

Aber ich verstehe auch, warum Menschen Angst davor haben, enttäuscht zu werden. Ich fühle mit ihnen, weil ich es auch tausendmal versucht habe und gescheitert bin. Aber wenn Sie die *Nie wieder Fressattacken*-Methode annehmen, sich hundertprozentig Ihrem Essensplan verschreiben und Ihren Vielfraß einsperren, sich selbst Fehltritte aber vergeben lernen, können Sie wirklich nicht »scheitern«. Sie können nur straucheln. Wenn Sie aber immer wieder aufstehen, wird die *Nie wieder Fressattacken*-Lebensweise Ihr Denken zwangsläufig übernehmen, sodass Sie wirklich wie eine dauerhaft schlanke Person denken können.

Hab ich recht, oder hab ich recht?

Denken Sie mal in Ruhe darüber nach!

Meine beiden Lieblingszitate

»Sie können alles erreichen, was Sie wollen,
aber Sie können nicht alles haben, was Sie wollen.«
– *Peter McWilliams*

»Ein Leben in Disziplin
ist besser als ein Leben in Bedauern.«
– *Jim Rohn*

Sie können wirklich alles essen, was Sie wollen, wenn Sie bereit sind, die Konsequenzen zu tragen. Sie können an einem bestimmten Tag des Monats eine Schachtel Donuts essen, wenn Sie sich die übrige Zeit gleichmäßig und verlässlich ernähren. Möglicherweise wollen Sie das gar nicht, weil es sich zu gut anfühlt, sich gesund zu ernähren, und Sie nicht die nächsten 72 Stunden damit zubringen wollen, sich von den Donuts zu erholen, aber Sie könnten, wenn das das Leben ist, das Sie wählen.

Sie können auch den Körperbau eines Bodybuilders haben, wenn Sie bereit sind, mehrere Stunden am Tag zu trainieren, sich absolut gesund zu ernähren und auf viele andere Dinge zu verzichten. Vielleicht sind es Ihnen diese Opfer einfach nicht wert, aber Sie könnten, wenn Sie wollten, egal, wie übel Sie sich in der Vergangenheit selbst behandelt haben (natürlich in Grenzen).

Vielleicht schwebt Ihnen auch etwas nicht ganz so Extremes vor.

Aber mit ausreichend Konzentration, Entschlossenheit und Disziplin können Sie alles erreichen, was Sie wollen.

Es ist die Disziplin, die Ihnen die Freiheit schenkt, alles zu werden, was Sie anstreben.

Wählen Sie also eine Regel und fangen Sie an. Niemand wird Sie herumschubsen, aber es wird auch niemand für Sie tun.

Ich habe es nie bereut, mein Leben zu disziplinieren. Zahnseide zu verwenden. Keine Schokolade zu essen. Sechs Tage die Woche Sport zu treiben. Jeden Tag mindestens zehn Minuten zu schreiben.

Ich habe sehr wohl all die Disziplin bereut, die ich auf später verschoben habe.

Ich bin mir ziemlich sicher, dass ich auf meinem Sterbebett nicht sagen werde: »Mann, ich wünschte echt, ich hätte mir nie die Mühe mit der Zahnseide, dem Schreiben oder dem Sport gemacht.« Ich bin mir ziemlich sicher, dass ich für die Zeit und die Energie, die ich in diese Dinge gesteckt habe, dankbar sein werde.

Solange Sie atmen

Solange Sie atmen, haben Sie die Gelegenheit, ein neues und anderes Leben zu führen.

Wahrscheinlich behauptet Ihr innerer Vielfraß, dass es zu spät ist …

- gut zu essen;
- Sport zu treiben;
- eine bessere Mutter, Schwester, ein besserer Vater, Bruder, Ehepartner, Angestellter oder Freund zu sein;
- positiv zu denken;
- sich von Depressionen und Ängsten zu lösen;
- Geld zu verdienen;
- Liebe zu finden;
- das Leben zu genießen.

Nachdem ich aber mit mehr als tausend Menschen intime Gespräche geführt und meine ganz persönliche Lebenskrise durchgestanden habe, kann ich Ihnen ohne jeden Zweifel sagen, dass er unrecht hat!

Sie können sich selbst zu jedem Zeitpunkt neu erfinden und den Rest Ihrer Tage auf eine Art und Weise leben, die Sie sich nie zu erträumen wagten.

Alles, was Sie dafür tun müssen, ist, den Augenblick zu nutzen, um das Ruder herumzureißen und vom Kurs der Fressattacken auf das Ziel umzuschwenken, das Sie sich am meisten ersehnen.

Egal, wie schwierig das ist, egal, wie häufig diese kleine irre Stimme in Ihrem Kopf flüstert: »Kannst du nicht«, »Wirst du nicht«, »Hast du schon tausendmal versucht«, »Für dich gibt's keine Hoffnung«, »Du bist erbärmlich«, »Versuch's gar nicht erst« oder »Die Umstände sind einfach dagegen«.

Sie können und Sie werden!

(Aber nur, wenn Sie das auch wirklich wollen.)
Wollen Sie?

Warum ich Ihren Vielfraß wirklich hasse!

Fett oder übergewichtig zu sein, weil Sie zu viel essen, schadet nicht nur Ihrer Gesundheit und Energie. Das Schlimmste ist, dass es Ihr Denken beeinträchtigt.

Klienten haben mir diese Dinge anvertraut:

»Meine Freunde nennen mich scherzhaft ›Schwabbelchen‹ oder ›Dickerchen‹ – aber das macht mich fertig.«

»Ich bin nicht in den sozialen Medien, weil ich mich für mein Aussehen schäme.«

»Ich weiß nicht, ob ich jemals Liebe finden werde.«

»Die Ärzte sagen, dass ich nicht schwanger werden darf, weil ich zu fett bin.«

»Ich gehe nicht in Konzerte oder ins Theater, weil die Sitze zu eng für mich sind.«

»Ich fürchte mich vor dem Kleiderkauf – ich schäme mich so.«

»Partys und gesellige Treffen sollen eigentlich Spaß machen, aber ich hasse sie! Ich hasse mein Aussehen und ich hasse, dass Leute mich für fett halten, deshalb bleibe ich ganz von Partys fern.«

Deshalb hasse ich Ihren Vielfraß (auch wenn ich Sie liebe!). Er zerstört Ihr Selbstwertgefühl. Er isoliert Sie von Freunden und Familie. Er raubt Ihnen Liebe und Spaß und Intimität, damit er in Ruhe seinen Schweinefraß fressen kann.

Zum Teufel damit! Sie haben es verdient, als selbstbewusster, gesunder Mensch durchs Leben zu gehen und – noch wichtiger – geliebt und begehrt zu werden! Brechen wir also endlich aus dem Gefängnis aus, in das Sie Ihr Vielfraß gesperrt hat, okay?

Noch ein letzter wichtiger Gedanke zum Abschluss!

Da ist noch eine Sache, die ich für wirklich, wirklich wichtig halte.

Etwas, was ich Ihnen schon die ganze Zeit sagen wollte …
Ich liebe Sie!

Ich liebe Sie, weil Sie wenigstens erwägen, *Nie wieder Fressattacken* in Ihr Leben zu integrieren.

Ich liebe Sie dafür, dass Sie sich nicht von Ihrem Vielfraß zwingen lassen, das Buch wütend wegzulegen und nie wieder hineinzusehen.

Ich liebe Sie, wenn Sie auch nur eine Essensregel aufstellen und versuchen, sie einzuhalten.

Ich liebe Sie für Ihre Bereitschaft, die Idee zu akzeptieren, dass unsere Gesellschaft in Bezug auf Essen auf dem komplett falschen Dampfer ist und dass Sie nicht etwa krank, sondern ein Opfer einer Industrie sind, die Ihr Reptiliengehirn gezielt mit ausgefeilter industrieller Fertigung, Überredungskunst und Werbetaktik anspricht.

Ich liebe Sie dafür, dass Sie bereit sind, immer und immer wieder aufzustehen, wenn Ihr Vielfraß Ihnen ein Bein gestellt hat …

… nachdem Sie sich einsam und zutiefst beschämt gefühlt und verzweifelt nach einer Lösung gesucht haben …

… selbst nachdem Ihr Vielfraß Sie davon überzeugt hatte, dass es wirklich keine Hoffnung gibt.

Ich liebe Sie dafür, dass Sie für Ihre Kinder und Enkelkinder da sein wollen …

… um das Vorbild zu sein, das Ihr Vater oder Ihre Mutter für Sie nicht sein konnten, auch wenn es Ihrem Vielfraß viel lieber wäre, Sie säßen auf der Couch vor dem Fernseher mit einem großen Futtersack vor dem Mund, auf dessen Grund Sie nach Liebe suchen, die da aber nicht zu finden ist (ich kann Ihnen versichern, dass sie nicht da ist, ich habe dreißig Jahre nach ihr gesucht – wenn sie da zu finden wäre, hätte ich sie auch gefunden!).

Ich habe mehr als dreißig Jahre lang ein äußerst schwieriges und schmerzerfülltes Leben voller Fressattacken geführt und leider erst sehr spät die unglaubliche Macht entdeckt, sie zu stoppen, wo ich sie doch die ganze Zeit hätte haben können.

Falls Ihr Leben ähnlich verlaufen ist (was Gott verhüten möge), möchte ich, dass Sie eines wissen:

Ich glaube an Sie!

Sie können es schaffen.

Sie können mit Fressattacken und Überessen und der ewigen Selbstkritik aufhören.

Solange Sie atmen, können Sie das schaffen.

Halten Sie durch, es wird leichter, wenn Sie es zulassen.

Ganz sicher.

Ich kann es nicht oft genug sagen: Ich glaube an Sie. Und ich möchte Ihnen gerne helfen.

Bis bald!

Zum Schluss noch dies

Ich bin ehrlich gesagt etwas verwirrt

Es fällt mir schwer zu verstehen, was da los ist.

Ich treffe so viele Leute, die sagen, *Nie wieder Fressattacken* ergibt für sie absolut Sinn, die aber dann nicht entsprechend handeln.

- Manche haben Angst vor den Worten »niemals« und »immer«, aber ich sage ihnen dann, dass wir diese Begriffe auf die gleiche Weise nutzen, wie wir einem zweijährigen Kind sagen, dass es niemals die Straße überqueren darf, wenn es nicht an unserer Hand geht. Wenn es größer wird, bringen wir ihm dann bei, nach links und rechts zu schauen, bevor es die Straße überquert. Auf dieselbe Weise präsentieren wir unserem Vielfraß unsere Essensregeln, als seien sie in Stein gemeißelt, auch wenn wir sie später ändern können (damit eliminieren wir Zweifel und Ablenkung und konzentrieren uns ganz aufs Ziel).

- Manche Menschen haben Angst vor den Schuldgefühlen, wenn sie mal straucheln. »Ich beschimpfe mich dann nur und das macht alles nur noch schlimmer.« Ja, wenn man sich an der Schuld festklammert, macht das alles schlimmer, weil wir uns dann zu schwach fühlen, der nächsten Fressattacke zu widerstehen. Deshalb empfehlen wir, sich nur so lange schuldig zu fühlen, bis man erkannt hat, was schiefgelaufen ist, die notwendigen Anpassungen an den Essensregeln vornimmt und einen nach vorn gerichteten Plan fasst. Sie wollen sich kurz schlecht fühlen, so wie Sie einen Schmerz spüren müssen, wenn Sie auf die heiße

Herdplatte fassen, damit Sie das nie wieder tun. Es ergibt aber keinen Sinn, sich in die Schuldgefühle hineinzusteigern!

- Manche fürchten, dass wir sie zwingen, ein Lieblingsessen aufzugeben. Dabei schreibt Ihnen niemand vor, was Sie essen sollen! Abhängigkeit von anderen ist ein zentrales Element der Sucht und wir raten entschieden davon ab. Wir helfen Menschen nur, ihre eigenen Essensregeln aufzustellen und sich daran zu halten.

- Manche Menschen fürchten, dass *Nie wieder Fressattacken* für andere funktioniert, aber nicht für sie. Zunächst einmal spricht da Ihr Vielfraß und hat damit eine perfekte Ausrede gefunden, um weiterzufressen. Aber selbst wenn Dinge für Sie »nicht funktionieren«, haben Sie unsere hundertprozentige Garantie: Wenn Sie der Meinung sind, dass sich Ihr Verhältnis zum Essen (nach Ihrer Auffassung) nicht dramatisch verändert, bekommen Sie jeden Cent von uns zurück. Ich will Ihr Geld nicht, wenn ich Ihnen nicht helfen kann! Weitere Einzelheiten finden Sie auf unserer Website.

Warum lösen Sie also Ihr Essensproblem nicht ein für alle Mal? Sie haben außer Ihren Fettpolstern tatsächlich nichts zu verlieren. Es gibt keinen Grund, nicht schon gestern anzufangen!

Anhang

[Die im Folgenden vorgestellten Materialien und Hilfs-mittel sind ausschließlich in englischer Sprache verfügbar; Anm. d. Red.]

Auf www.NeverBingeAgain.com finden Sie folgende Angebote:

- Das kostenlose E-Book *Never Binge Again* ist im Kindle-, Nook- oder PDF-Format erhältlich (hier finden Sie auch Links zu gedruckten Ausgaben und Audible-Hör-büchern).
- Erste Hilfe bei Angstgefühlen und Panikattacken: Wenn Sie unter Angst und Panikattacken leiden, hilft Ihnen vielleicht ein Interview, das ich mit einem Experten geführt habe, der einige ungewöhnliche und der Intui-tion widersprechende Ratschläge hat. Sie können es hier hören: https://www.neverbingeagain.com/TheBlog/uncate-gorized/coping-with-feelings-of-intense-anxiety-and-panic/
- Die Stimme der Machtlosigkeit verstummen lassen [NBA Unlimited Coaching and Intensive Training Program]: Wenn Sie die Stimme der Machtlosigkeit verstummen lassen und den Rest Ihres Lebens ohne das Fressmons-ter im Nacken leben wollen, dürfte Sie dieses Programm interessieren.
- Hilfe bei intuitivem Essen: Ich habe die Gemeinsam-keiten und Unterschiede zwischen intuitivem Essen und *Nie wieder Fressattacken* ausführlich erläutert. Sie können die Audiodateien hier anhören: https://www.neverbinge-

again.com/TheBlog/psychology-of-eating/intuitive-eating-vs-never-binge-again/
https://www.neverbingeagain.com/TheBlog/uncategorized/intuitive-eating-part-two/

- Wenn Sie denken, Sie bräuchten eine »Belohnung« [NBA Unlimited Coaching Program and Online Intensive]: Mithilfe dieser Technik können Sie den Abend glücklich und zufrieden genießen. Diese Technik kann Ihnen sogar helfen, sich den Tag über viel zufriedener zu fühlen! Wie das geht, lehre ich im »Nighttime Eating Bonus« des Never Binge Again Unlimited Coaching Program and Online Intensive … und Sie können diesen Bonus behalten, selbst wenn Sie beschließen, dass das Programm selbst nichts für Sie ist, und eine volle Rückerstattung verlangen. Sie können den »Nighttime Eating Bonus« herunterladen, sobald Sie sich Ihren Platz im Programm gesichert haben. Weitere Informationen finden Sie hier: https://www.neverbingeagain.com/NBA-online-intensive.php

Persönliches Coaching
www.NeverBingeAgainCoaching.com

Leserforum
www.NeverBingeAgainCoaching.com

Anmerkungen

1 Bundesministerium für Gesundheit. Gesundheitsgefahren: Krebs. https://www.bundesgesundheitsministerium.de/themen/praevention/gesundheitsgefahren/krebs.html (abgerufen am 3. November 2020).

2 Deutsches Ärzteblatt: »Immer mehr Patienten mit Herzerkrankungen in Deutschland«. Stand: 7. Februar 2019. https://www.aerzteblatt.de/nachrichten/100980/Immer-mehr-Patienten-mit-Herzerkrankungen-in-Deutschland (abgerufen am 3. November 2020).

3 Bundesministerium für Gesundheit. Gesundheitsgefahren: Diabetes mellitus Typ 1 und Typ 2. https://www.bundesgesundheitsministerium.de/themen/praevention/gesundheitsgefahren/diabetes.html (abgerufen am 3. November 2020)

4 Roth, Geneen (Aug. 2016). Reality Bites. [Blogpost.] Gefunden auf https://geneenroth.com/2016/08/11/realty-bites/.

5 Robert Koch-Institut: Gesundheitsmonitoring. Übergewicht und Adipositas. https://www.rki.de/DE/Content/Gesundheitsmonitoring/Themen/Uebergewicht_Adipositas/Uebergewicht_Adipositas_node.html (abgerufen am 23. Oktober 2020).

6 Deutsche Diabeteshilfe: »Diabetes in Zahlen«. In: *Deutscher Gesundheitsbericht Diabetes 2020. Eine Bestandsaufnahme.* https://www.diabetesde.org/ueber_diabetes/was_ist_diabetes_/diabetes_in_zahlen (abgerufen am 23. Oktober 2020).

7 Naidoo, U. (2016). [Blogpost.] Gefunden auf: https://www.health.harvard.edu/blog/nutritional-strategies-to-ease-anxiety-201604139441).

8 Blay, Libby (9. September 2016). [Blogpost.] Gefunden auf: https://fitmo.com/personal-trainer-blog/stop-food-cravings-tired-hungry/.

9 Racine, S.E.; Culbert, K.M.; Keel, P.K.; Sisk, C.L.; Burt, S.A.: Klump, K.L. (2011). Differential associations between ovarian hormones and disordered eating symptoms across the menstrual cycle in women. International Journal of Eating Disorders (Vol. 45, Issue 3, 333–334).

10 Wurtman, J.J. (2010). You Can Prevent PMS from Destroying Your Diet. [Blogpost.] Gefunden auf: https://www.psychology-today.com/us/blog/the-antidepressant-diet/201008/you-can-prevent-pms-destroying-your-diet.

11 Davy, B.M.; Dennis, E.A.; Dengo, A.L.; Wilson, K.L. und Davy, K.P. (2008). Water consumption reduces energy intake at a break-fast meal in obese older adults. Journal of the American Dietetic Association, July; 108(7):1236–9. doi: 10.1016/j.jada.2008.04.013 https://www.ncbi.nlm.nih.gov/pubmed/18589036.

12 Kong, Y.; Chen, Robert J.; Brychta, Joyce D.; Linderman, Sheila; Smith, Amber; Courville, William; Dieckmann, Peter; Hersco-vitch, Corina M.; Millo, Alan; Remaley, Paul; Lee, Francesco S., Celi (2013). Brown Fat Activation Mediates Cold-Induced Ther-mogenesis in Adult Humans in Response to a Mild Decrease in Ambient Temperature. The Journal of Clinical Endocrinology & Metabolism, Volume 98, Issue 7, 1 July 2013, Pages E1218–E1223.

13 Stodard, G. (November 2018). Changing Your Metabolism Isn't Complicated or Mysterious. [Blogpost.] Gefunden auf: https://tonic.vice.com/en_us/article/mbya73/changing-your-metabo-lism-isnt-complicated-or-mysterious.

14 https://www.everydayhealth.com/weight-pictures/triggers-that-will-slow-your-metabolism.aspx#lack-of-exercise-can-slow-meta-bolism.

15 McKierman, F.; Hollis, J.H.; Mattes, R.D. (2009). Thirst-drinking, hunger-eating; tight coupling? J Am Diet Assoc. 2009 March; 109(3):486–90.

16 Leech, J. (Juni 2017). 7 Science-Based Health Benefits of Drin-

king Enough Water. [Blogpost.] Gefunden auf: https://www. healthline.com/nutrition/7-health-benefits-of-water.

17 Milner, P. (1975). Models of Motivation and Reinforcement. In: A. Wauquier & E. Rolls (Eds.), Brain-stimulation reward: a collection of papers prepared for the First International Conference on Brain-Stimulation Reward at Janssen Pharmaceutica, Beerse, Belgium on April 21–24: North-Holland Publishing Co.

18 Universitätsmedizin Leipzig. IFB Adipositas-Erkrankungen: *Entwicklungen bei Erwachsenen.* https://www.ifb-adipositas.de/ adipositas/entwicklungen (abgerufen am 30. Oktober 2020).

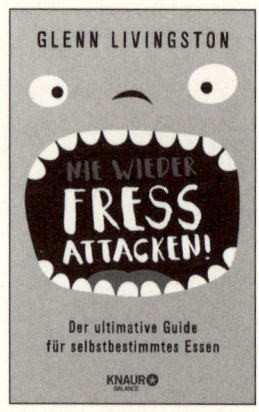
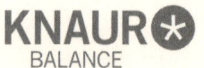

Kreisen deine Gedanken häufig
um deinen Körper und das Thema Essen?
Möchtest du endlich entspannt essen können und ganz
nebenbei dein Wohlfühlgewicht erreichen?

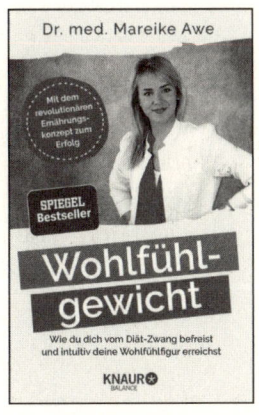

Kalorienzählen, Diät und Verzicht führen zu Heißhunger und zum Jo-Jo-Effekt – das hat die Ärztin und Nr.-1-Podcasterin Dr. med. Mareike Awe lange Jahre am eigenen Körper erfahren. Mit dem neuartigen Ansatz des intuitiven Essens und mentalen Trainings hat sie ihr eigenes Wohlfühlgewicht erreicht und Zehntausende Menschen auf der Reise zum eigenen Wohlfühlkörper unterstützt. In diesem Ratgeber hilft Mareike dir auf einfache und charmante Art, den Blick nach innen zu wenden, die wahren Ursachen für dein angespanntes Essverhalten zu erkennen und ein gesundes Körpergefühl zu entwickeln.

Mareike Awe
WOHLFÜHLGEWICHT
978-3-426-67582-3

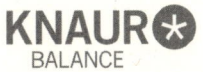